幼儿体质检测与监测

主编　张建新

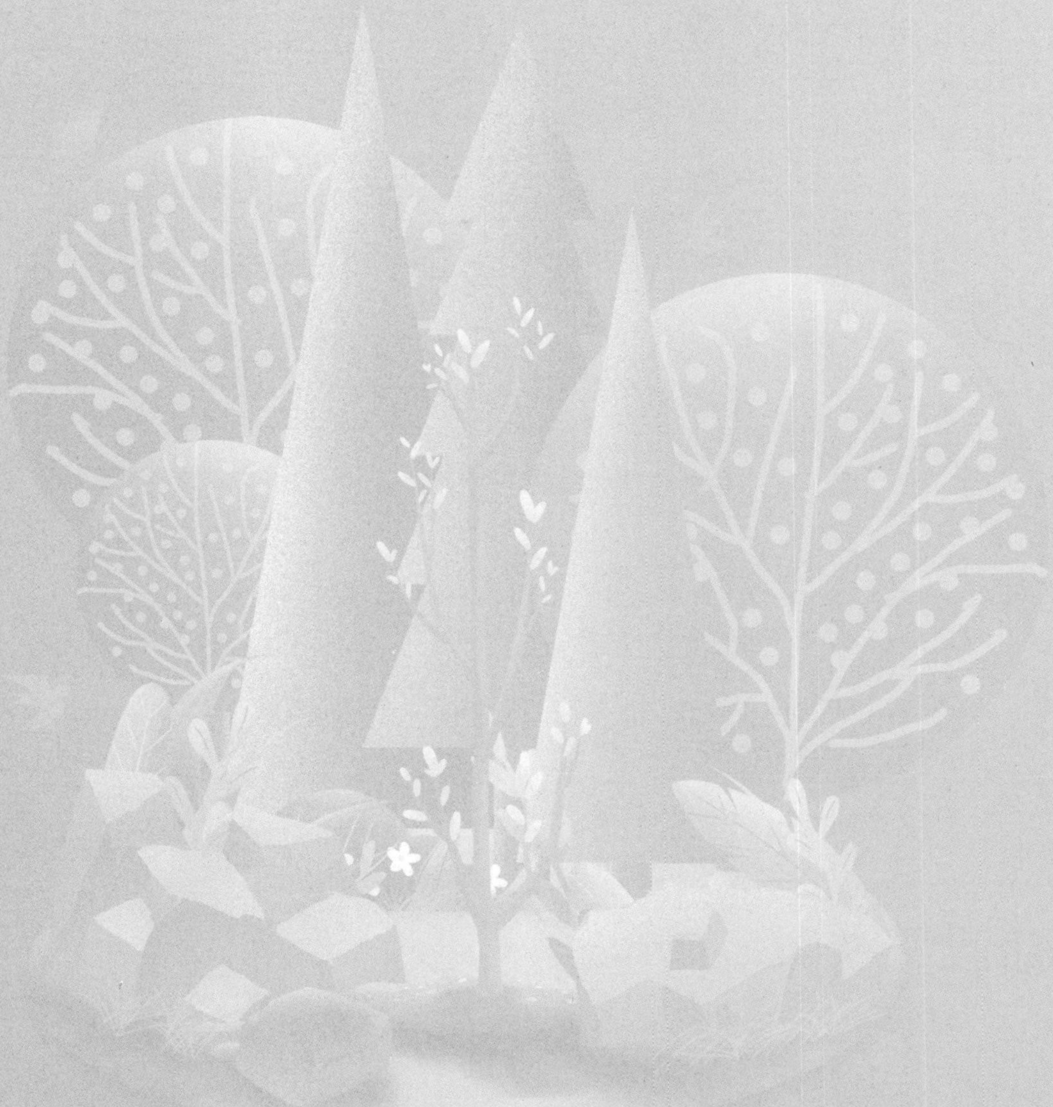

四川科学技术出版社

图书在版编目（CIP数据）

幼儿体质检测与监测 / 张建新主编. -- 成都：四川科学技术出版社, 2023.5

ISBN 978-7-5727-0977-7

Ⅰ. ①幼… Ⅱ. ①张… Ⅲ. ①幼儿－体质－监测 Ⅳ. ①R179

中国国家版本馆CIP数据核字(2023)第080478号

幼儿体质检测与监测

YOUER TIZHI JIANCE YU JIANCE

主编　张建新

出 品 人　程佳月
责任编辑　林佳馥
助理编辑　刘倩枝
插画设计　陶　燕
封面设计　经典记忆
装帧设计　四川省经典记忆文化传播有限公司
责任出版　欧晓春
出版发行　四川科学技术出版社
地址：成都市锦江区三色路 238 号　　邮政编码：610023
官方微博：http://weibo.com/sckjcbs
官方微信公众号：sckjcbs
传真：028-86361756
成品尺寸　210mm × 285mm
印　　张　4
字　　数　80 千
印　　刷　成都市金雅迪彩色印刷有限公司
版　　次　2023 年 5 月第 1 版
印　　次　2023 年 5 月第 1 次印刷
定　　价　26.00 元
ISBN 978-7-5727-0977-7

邮　　购：成都市锦江区三色路 238 号新华之星 A 座 25 层　邮政编码：610023
电　　话：028-86361758

编委会

编写单位： 成都锦欣职业技能培训学校

主　　编： 张建新

副 主 编： 冉隆蓉　陈　擎

编　　委： 姚菲菲　杨　阳　周　敏　赵庆革　张素华

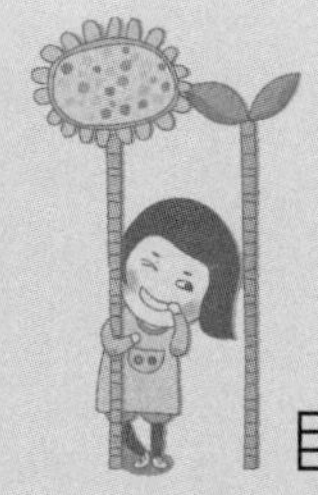

目录

一、幼儿体质监测相关政策

1.《国家中长期教育改革和发展规划纲要（2010—2020年）》

《国家中长期教育改革和发展规划纲要（2010—2020年）》指出，学前教育对幼儿身心健康、习惯养成、智力发展具有重要意义。遵循幼儿身心发展规律，坚持科学保教方法，保障幼儿快乐健康成长。积极发展学前教育，到2020年，普及学前一年教育，基本普及学前两年教育，有条件的地区普及学前三年教育。重视0至3岁婴幼儿教育。

该文件还指出，把发展学前教育纳入城镇、社会主义新农村建设规划。建立政府主导、社会参与、公办民办并举的办园体制。大力发展公办幼儿园，积极扶持民办幼儿园。加大政府投入，完善成本合理分担机制，对家庭经济困难幼儿入园给予补助。

除此之外，该文件还指出，重点发展农村学前教育。努力提高农村学前教育普及程度，着力保证留守幼儿入园。采取多种形式扩大农村学前教育资源，改扩建、新建幼儿园，充分利用中小学布局调整富余的校舍和教师举办幼儿园（班）。支持贫困地区发展学前教育。

2.《国务院关于当前发展学前教育的若干意见》

《国务院关于当前发展学前教育的若干意见》指出，把发展学前教育摆在更加重要的位置。坚持科学保教，促进幼儿身心健康发展。遵循幼儿身心发展规律，面向全体幼儿，关注个体差异，坚持以游戏为基本活动，保教结合，寓教于乐，促进幼儿健康成长。要把幼儿园教育和家庭教育紧密结合，共同为幼儿的健康成长创造良好环境。

3.《幼儿园工作规程》

中华人民共和国教育部（以下称教育部）制定的《幼儿园工作规程》指出，贯彻国家的教育方针，按照保育与教育相结合的原则，遵循幼儿身心发展特点和规律，实施德、智、体、美等方面全面发展的教育，促进幼儿身心和谐发展。《幼儿园工作规程》旗帜鲜明地要求幼儿园教育应遵循幼儿身心发展规律，符合幼儿年龄特点，注重个体差异，因人施教，引导幼儿个性健康发展。幼儿园应当建立幼儿健康检查制度和幼儿健康卡或档案。每年体检一次，每半年测身高、视力一次，每季度量体重一次；注意幼儿口腔卫生，保护幼儿视力。幼儿园对幼儿健康发展状况定期进行分析、评价。

4.《幼儿园教育指导纲要（试行）》

教育部制定的《幼儿园教育指导纲要（试行）》明确指出，幼儿园必须把保护幼儿的生命和促进幼儿的健康放在工作的首位。要求开展丰富多彩的户外游戏和体育活动，培养幼儿参加体育活动的兴趣和习惯，增强体质，提高对环境的适应能力。培养幼儿对体育活动的兴趣是《幼儿园教育指导纲要（试行）》中幼儿园体育的重要目标。

5.《3～6岁儿童学习与发展指南》

教育部制定的《3～6岁儿童学习与发展指南》指出，要激发幼儿参加体育活动的兴趣，养成锻炼的习惯。该文件提出，幼儿的发展是一个持续、渐进的过程，同时也表现出一定的阶段性特征。要充分理解和尊重幼儿发展进程中的个别差异，支持和引导他们从原有水平向更高水平发展，按照自身的速度和方式到达该文件所呈现的发展“阶梯”，切忌用一把“尺子”衡量所有幼儿。

二、幼儿体质监测的背景

在人类进化发展过程中，生命健康是保证人类良好发展的重要基础。人类的认知、情感、行为等方面的有序发展，都需要有一个健康的体魄。幼儿体质健康状况是反映一个国家或地区经济和社会发展情况、卫生保健水平及人口素质的重要内容，也是评价城乡居民收入水平、生活质量和健康改善的客观指标。开展幼儿体质监测，可了解幼儿当前体质健康状况，预测未来体质健康状况，有效促进未来青少年时期的健康。

1958年，我国首次对幼儿体质监测调查研究之后，在国家相关部门的领导下，于1975年、1985年、1995年、2000年、2005年、2010年、2014年和2020年，对3～6岁幼儿体质健康状况进行了大规模的监测，组织形式逐渐科学合理，监测指标也在不断完善。幼儿体质监测城市从最初的北京、南京、上海、广州、西安等9个城市，到后来增加到13个城市和4个自治区，自2000年起，31个省级行政区均进行幼儿体质监测。1995年，国务院颁布《中华人民共和国体育法》《全民健身计划纲要》等一系列法律法规；从2000年开始，国家体育总局联合有关部委，每5年对3～69岁不同民族、不同性别的城乡居民进行一次体质监测工作，这些举措象征着我国国民体质监测工作稳步朝着法治化、规范化和科学化的方向发展。2000年，全国第一次国民体质监测成果——《2000年国民体质监测公报》发表。2003年，《国民体质测定标准手册（幼儿部分）》正式出版。多次顺利完成全国国民体质监测工作的同时，全国各省市幼儿体质研究工作者的队伍也逐渐建立和扩大起来，并且发布了大量研究报告。

三、幼儿体质监测的重要性

为落实《“健康中国2030”规划纲要》相关目标和任务，国务院颁布《关于实施健康中国行动的意见》，于2019年7月成立健康中国行动推进委员会，其印发的《健康中国行动（2019—2030年）》，以“健康中国行动”为抓手，推进我国国民健康保护体系全面形成。“健康中国行动”的实施，与我国各类特殊人群体质健康促进密不可分。幼儿时期不仅是人体生长发育的黄金期，还是打下终身良好体质健康基础的关键期。近年来，我国儿童身体形态发育整体水平不断提高，然而体质健康水平却持续下滑，“增龄递减”现象普遍存在，超重、肥胖和近视等问题日益严重，3~6岁幼儿群体也不例外。研究表明，3～6岁幼儿的体质健康状况并不乐观，肥胖率等随着年龄的增长不断攀升。儿童体质健康是全民健康的基石，将3~6岁幼儿的体质健康作为“健康中国行动”的源头来抓，不仅事关我国亿万儿童的福祉，更是实现“健康中国”科学化发展不可或缺的一环。

3～6 岁是幼儿生长发育的黄金阶段，身体器官、肌肉等生长发育较为迅速，是掌握基本动作技能的重要阶段，动作的稳定性和灵活性逐步提高。因此就需要一个准确有效的体质测定标准对幼儿的身体形态和身体素质的发展做出准确的监测和把控，保证幼儿身体健康发展。

四、幼儿体质监测的必要性

国民体质监测是国家体育总局在总结了20余年的各年龄人群体质监测调查研究的基础上形成的具有中国特色的体育制度。自2000年以来，我国每5年对3～69岁人群的体质状况进行监测。随着我国社会的快速发展，国民体质监测工作得到了快速发展。国民体质监测工作的目的不仅是了解国民体质情况，更重要的是解决问题，即动员群众参加体育锻炼，以增强体质，提高健康水平。对监测结果的深入分析，不仅能为政府制定政策提供依据，还可从中发现在我国国民健身活动中急需的科研工作。如依托各类科研基金开展的“中国国民运动健身科学指导系统”“全民健身关键技术研究与信息系统开发”“科学健身专家指导系统和服务平台的关键技术”等具有全国引领性的国家科技支撑计划项目。这些研究成果被广泛地应用在企事业单位、乡镇、街道、学校和幼儿园。同时，国家以这些研究成果为基础，编撰了大量的科普读物，举办了示范性的运动健身科学指导活动，为群众进行了体质测定、赠送运动健身类科普书籍、推荐和教授各种运动健身项目并开展科学健身知识讲座。

近些年来，政府对幼儿的身体健康给予了极大的关注。2001年，《幼儿园教育指导纲要（试行）》由教育部颁布出台并试行，其明确健康要排在幼儿教育的首要位置，它是幼儿身心发展的重要前提之一。2012年10月9日，由教育部正式颁布的《3～6岁幼儿学习与发展指南》仍然把健康领域放在了首位，明确指出幼儿健康领域的目标主要体现在身体、心理和社会适应方面。2015年12月4日第48次部长办公会议审议通过《幼儿园工作规程》，予以公布，自2016年3月1日起施行。《幼儿园工作规程》指出，幼儿园的任务是对幼儿实施德、智、体、美等方面全面发展的教育，以此来促进幼儿的身心和谐发展。由此可见，幼儿体质是促进幼儿全面和谐发展的一个重要组成部分，是实现幼儿园教育的根本。同时《幼儿园工作规程》也再次重申了“体质”对幼儿的重要性。

从以上各项文件和条例中不难发现，幼儿作为国家发展的储备力量，其体质健康状况对国家和民族的未来有直接性的作用，在某种程度上，幼儿体质健康状况对国家的前途与命运有决定性的作用。由此可见，幼儿体质健康状况已经逐渐成为国家重点关注的时政问题，社会各界对幼儿体质的发展都表现出积极态度。

五、体质检测、监测的要素

体质检测包括检测指标、检测方法、检测过程、检测要求、检测设备、检测结果等要素，下文将以问答形式对体质检测与监测的要素进行介绍。

问：你的体重是多少？

答：46千克。

以上对话包含检测指标和检测结果两个体质检测要素。体重是检测指标，46千克是检测结果。

问：你怎么知道你的体重是46千克？

答：我今天早上称了呀。

以上对话指出了检测方法。

问：你是怎么称的体重？

答：我是用电子秤称的，人站到电子秤上面，就会显示体重。

以上对话指出了检测设备和检测过程。

问：你称体重的时候，是不是排了大小便？是不是没有吃饭、喝水？是不是把厚衣服脱了？

答：没有这么严格，就随便称了一下。

以上对话指出了检测要求。

问：秤准不准？有没有校正过？

答：不知道秤准不准，也不知道有没有校正过。

以上对话指出了检测准确度。

问：你6个月前有没有称过体重，当时是多少千克？

答：48千克。

以上对话指出了体质监测获得的结果。通过监测，能了解到6个月以来的体重从48千克下降到46千克，体重减少了2千克。

问：这6个月来，你做了些什么让体重下降了2千克？

答：控制饮食，减少每天的能量摄入；加强运动，增加每天的能量消耗。

以上对话指出了体质监测的结论。通过检测、监测和实施体重控制的措施，得到体重控制有效果的结论。

六、幼儿体格生长规律

幼儿体格生长是指随年龄的增长，幼儿身体各器官、系统的长大，主要表现为形态变化，有相应的测量指标和结果，是机体"量"的改变。发育是细胞分化与组织、器官功能成熟，还包括神经、心理、行为发育，是机体"质"的变化。生长和发育二者密不可分，两者共同构成机体的动态变化过程，包括体格生长的变化和随着年龄增长的组织分化及功能成熟。

幼儿体格生长是幼儿保健学的基础，掌握幼儿体格生长知识，对开展幼儿体质监测、促进幼儿健康成长非常重要。

1. 体格生长规律

尽管幼儿体格生长受到诸多因素的影响，存在个体、地区、国家或种族的差异，出现不同的生长模式，但所有幼儿的生长都遵循共同的规律。

体格生长的连续性、非匀速性、阶段性

整个幼儿时期的生长在不断进行，即体格生长是一个连续的过程。但不同年龄阶段的生长速度并不完全相同，呈非匀速性生长，形成不同的生长阶段。出生后第1年生长速度最快，是体格生长的第一个高峰期。一般出生时体重约3千克，身长约50厘米；3个月时体重约6千克，身长61～63厘米；12个月时体重约9千克，是出生时的3倍，身长约75厘米，是出生时的1.5倍；2岁时体重为12～13千克，身长为86～87厘米；2岁以后生长速度逐渐减慢，呈稳步增长，至青春期前每年体重增长2千克左右，身高增长5～7厘米。进入青春期，生长速度又迅速增加，出现生长的第二个高峰期。男女童身高生长速度曲线见图1。

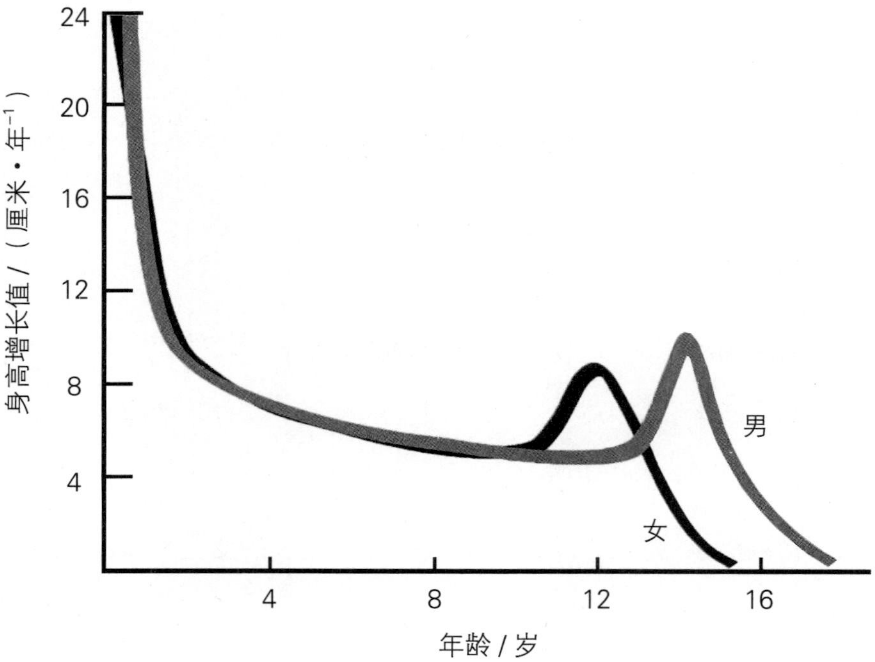

图1　男女童身高生长速度曲线

体格生长的顺序性和各系统器官发育的不平衡性

就身体各部形态发育而言，遵循由上到下、由近到远、由粗到细、由低级到高级、由简单到复杂的顺序。

身体中的所有组织、器官不是以同一速度生长，也不是同时停止生长，其生长发育有先有后，有快有慢。例如，头、躯干、下肢的增长速度不一致。头在胚胎期和幼儿期领先生长，出生时头大、身体小、下肢短，头与身长的比例为1∶4；以后下肢的增长速度快于躯干，胸围增长的速度大于头围，渐渐生长为头小、躯干粗、下肢长，到成人时头仅占身高的1/8。头与身长的比例见图2。幼儿的神经系统发育较早，脑在出生后2年内发育最快，6～8岁时脑的重量已达成人脑重的90%。淋巴系统生长迅速，于青春期前达顶峰，以后逐渐降至成人水平。生殖系统发育最晚。其他系统如呼吸系统、循环系统、消化系统、泌尿系统、肌肉系统的发育基本与体格生长平行（见图3）。

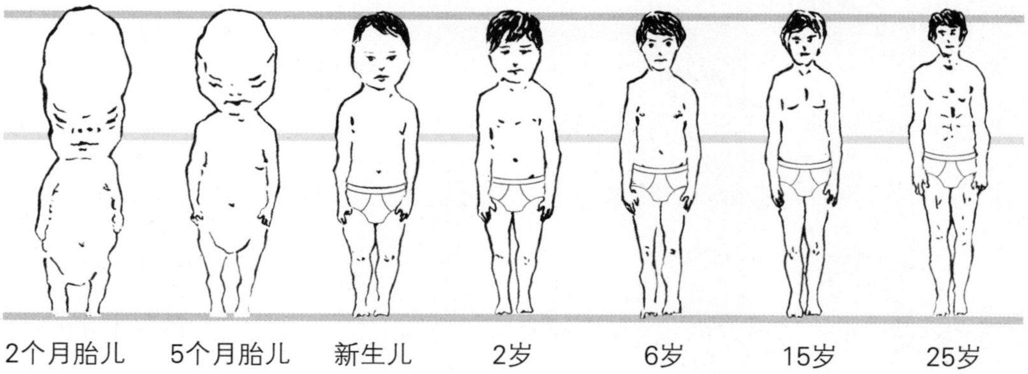

图2　头与身长的比例

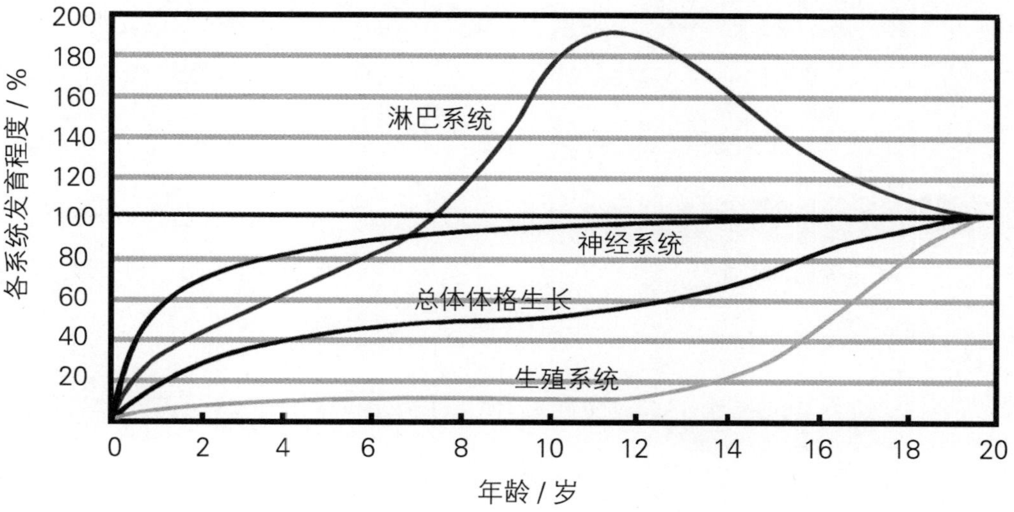

图3　各系统发育不平衡

体格生长的个体差异

幼儿生长发育有一定的规律，但受遗传与环境的影响，个体生长发育不可能完全一致，必然呈现个体差异。如同性别、同年龄的幼儿中，每个幼儿的生长水平、生长速度、体形特点等都不完全相同，每个幼儿有自己的生长“轨迹”，即使是同卵双胞胎之间也存在差别。因此，对幼儿生长发育水平进行评估时需要连续观察，才能了解幼儿的生长发育状况，避免将“正常值”作为单一评估依据或不考虑影响因素而简单地与其他幼儿比较。

2. **体格生长常用指标**

幼儿体格生长常用指标有体重、身长（身高）、坐高（顶臀长）、头围、胸围等。

体重

体重为身体各器官、组织、体液等的总重量。因体脂和体液重量易受疾病影响而波动，故体重是反映幼儿生长和营养状况，尤其是近期营养状况的重要及常见的指标。

0～6岁幼儿体重估算公式：3～12月龄婴儿体重（千克）=［月龄（月）+9］/2；1～6岁幼儿体重（千克）=年龄（岁）×2+8。

身长（身高）

身长（身高）是指头顶至足底的垂直距离。3岁以下幼儿立位测量不准确，应采用仰卧位测量，称身长；3岁以后可立位测量，称身高。仰卧位与立位测量值相差1～2厘米。身长（身高）也是幼儿体格生长的重要指标，它反映的是机体长期的营养状况，受种族、遗传和环境的影响较为明显。

幼儿身长（身高）估算公式：2～6岁幼儿身长（身高，厘米）=年龄（岁）×7+75。

坐高（顶臀长）

坐高是指头顶到坐骨结节的垂直距离。3岁以下幼儿采用仰卧位测量，称为顶臀长。3岁以后采用坐位测量，称为坐高。坐高代表头颅与脊柱的生长水平。

头围

头围是指自眉弓上缘经枕骨结节左右对称环绕头一周的长度，可反映脑发育和颅骨生长的情况。新生儿头围平均为34厘米，出生后1岁以内，前3个月和后9个月都增长6～7厘米，至1岁时头围平均为46厘米，2岁时头围约48厘米，5岁时头围约50厘米，15岁时接近成人头围，约54厘米。出生时头围<32厘米，3岁后头围<45厘米，称为小头畸形。大脑发育不全时头围常偏小，头围过大时应注意有无脑积水。

胸围

胸围是指自两乳头下缘经过肩胛角下缘平绕胸一周的长度，其反映胸廓及肺的发育程度，也能反映体育锻炼的效果。出生时胸廓呈圆桶状，为32～33厘米，比头围小1～2厘米；至1岁时胸围约等于头围；以后胸围逐渐超过头围。胸围数值减头围数值约等于幼儿的年龄（岁）减1。

3. 3~6岁幼儿体格生长特点

一个人从出生到成年，每个阶段都有其独特的、区别于其他阶段的体格生长特点。这些阶段之间并没有明显的界限，但前一阶段的生长情况必然会是下一个阶段体格生长的基础。任何阶段的生长发育出现障碍，都将对后一阶段产生不良影响。

3~6岁幼儿体格生长特点是：持续生长，生长发育速度较稳定；体重每年增长约2千克，身高每年增长5~7厘米，身高的增长速度大于体重的增长速度；下肢增长显著，长度逐渐接近躯干，坐高占身高的比例逐渐缩小，使身材比例有明显变化；随着年龄增加，幼儿上肢运动量增加，胸部肌肉逐渐发育；胸围生长迅速，胸廓形态逐渐改变。

七、幼儿运动（动作）发育规律

运动发育是身体肌肉控制身体动作、姿势的能力的发育，包括粗大运动发育和精细运动发育。粗大运动技能使幼儿能够在周围环境进行日常活动、运动与游戏，如走、跑、爬、跳、站等；精细运动技能为个体凭借手及手指等部位小肌肉或小肌肉群的运动，在感知觉、注意力等多方面的配合下完成特定任务的能力，如拇食指拾物、伸手够物、抓握物品、涂画、叠放积木、翻书、写字等。运动发育除与神经系统的形态及功能的发育密切相关外，还与肌肉功能密切相关。运动是通过动作来实现的，例如，用粉笔画直线即包含了拿粉笔、握粉笔、手腕动作等这些具体的动作，而这些动作的组合，就构成了手的运动。

1. 运动发育规律

从整体到局部规律

幼儿最初的动作发育是全身性的、笼统的、散漫的，以后逐渐分化为局部的、准确的、专门化的动作。例如看到胸前的玩具，婴儿会手舞足蹈，但不能把玩具拿到手，较大的婴儿或幼儿则会伸手取到玩具。

首尾规律

幼儿运动发育，先从上部动作开始，然后到下部动作。如最先学会抬头，然后学会俯撑、翻身、坐和爬，最后学会站和走。

由近到远规律

即离躯干近的肌肉动作先发育，肢体远端的肌肉动作后发育。如最早出现的是头部的动作和躯干的动作，然后是双臂和腿部的有规律动作，最后才是手和脚的精细动作。又如先能抬肩，然后能手指取物。

由粗到细规律

运动可以分为粗大运动和精细运动。幼儿运动发育，先从粗大运动开始，而后才学会精细运动。粗大运动是指活动幅度较大的运动，也是大肌肉群的运动，包括抬头、翻身、坐、爬、走、跑、跳、踢等。大肌肉群的运动常常伴随强有力的大肌肉的伸缩和全身运动神经的活动，以及肌肉活动的能量消耗。精细运动是指小肌肉或小肌肉群的运动，如吃、穿、画画、剪纸、叠放积木、翻书、穿珠子等。从四肢运动看，先是学会手臂和腿的运动，即活动幅度较大的粗大运动，以后才逐渐学会手和脚的动作，特别是手指的精细运动。

从无到有规律

运动发育的规律也服从幼儿心理发展的规律——从无意向有意发展的趋势。无意是指没有目的，不需要意志努力；有意是指有目的，需要意志努力。人一出生就具备的眨眼、吮吸等动作都属于无意动作；学习一支舞蹈或者一组动作属于有意动作。

2. 幼儿运动发育“里程碑”

幼儿发育“里程碑”指正常幼儿在发育过程中，某特定阶段获得的诸如运动、语言、认知、感知觉和情绪等技能及对应时间。

粗大运动：2月抬头，4月翻身，9月爬行，12月站，14月走路，2岁跑、跳，2岁半单足站立1～2秒、原地并足跳，3岁上下楼梯、并足跳远、单足跳，4岁沿直线走、爬梯子，5～6岁脚尖对脚跟走、跳绳、溜冰。

精细运动：4月双手协调，8月敲、捏，10月拇食指拾物，15月手眼协调，1岁半叠2～3块积木、脱手套或袜子，2岁叠6～7块积木、一页一页翻书、拿住杯子喝水、模仿画直线和圆，3～4岁会玩“工具性”玩具如拧瓶盖、玩泥胶，5～6岁学习写字、折纸、剪复杂图形。

八、影响幼儿体质的主要因素

体质是个体或群体身体形态结构、生理功能、身体素质、心理状况等一切生物学特征的总和，包括身体形态生长水平、生理功能发育水平、身体素质和运动能力发展水平、适应能力、心理发展水平。体质是先天遗传和后天获得所形成的，遗传与环境共同影响幼儿体质。

1. 遗传因素

遗传是指经由基因的传递使后代获得亲代的特征，即父母双方的基因决定了幼儿体质生长的“轨迹”特征、潜力和趋势，种族、家族的遗传信息也起到一定的作用。父母的体质是幼儿体质的基础，是决定幼儿体质强弱的前提条件。人的身体特征始于父母，如身高、体形、身体素质强弱、肤色、毛发及先天性生理缺陷和遗传性疾病等。研究表明：父母的身高与幼儿的身高呈正相关，因此从优育学来讲，父母若高，其孩子高的概率就大大增加。但是，遗传因素只对体质的发展提供了可能性，而体质强弱究竟如何，还与后天环境、营养和运动等因素有关。

2. 环境因素

人出生之后赖以生存的各种因素的总和为后天因素，它可分为机体内在因素和外界因素两方面。机体内在因素包括性别、年龄、心理因素等。外界因素实际上就是环境因素。环境指自然环境和社会环境。环境与健康的问题是生命科学中的重大课题，已经受到全球的关注。人从胚胎到生命终结之前，始终生活在一定的自然环境和社会环境之中。环境因素中，主要影响幼儿体质健康的有以下几方面：自然环境涉及生活环境、生产环境和食物链环境等一切客观环境，社会环境则涉及政治、经济、文化等环境要素。

营养

饮食营养是决定体质强弱的重要因素，充足、全面的营养是保证幼儿正常生长发育的基础。合理的膳食结构和科学的饮食习惯对保持适当的营养水平、维护和增强体质有很大影响。由于个体差异，科学、合理的饮食营养应包含必需和适当两层含义。营养素缺乏或不合理的膳食搭配，以及挑食、偏食等饮食行为均会引起幼儿营养不良。严重的营养不良可造成幼儿身高、体重、体能甚至智力发育迟缓。

运动

现代运动生理学研究证明：经常进行适当的体育锻炼，可使神经系统更为活跃和灵敏，能增强肌肉的耐力与收缩强度，调节内分泌系统的平衡，改善血液循环，使新陈代谢更为旺盛。

幼儿期是基本动作技能发展的关键时期。运动是促进幼儿生长发育、增进健康、增强体质的积极措施之一；运动具有降低疾病风险、提高免疫能力、控制体重、促进认知发育、发展自信心、提升社交能力、促进学习能力的综合健康效应。通过运动，能提高幼儿适应自然环境变化的耐受能力，可锻炼幼儿的意志，促进幼儿体格、心理和社会适应能力的全面发展。

疾病

幼儿各器官、系统尚未发育成熟，因此更容易受外部因素影响引起疾病。如经常生病吃药的幼儿，会出现胃肠道功能紊乱的情况，出现食欲缺乏、消化不良等，一些慢性疾病也会影响幼儿的活动能力，它们均会阻碍幼儿的生长发育。

睡眠

睡眠是个体与外界环境的互动及反应水平降低，表现为身体活动度降低、闭眼、卧位等特征，并可恢复清醒的一种自然的、反复出现的生理状态。幼儿期充足的睡眠可消除疲劳、恢复体力，促进机体生长，增强机体免疫能力，促进脑能量的储存、脑功能的发育及记忆的巩固。一旦幼儿出现睡眠问题，将会对其身体多系统功能造成不良的影响，导致幼儿生长迟缓、超重甚至肥胖，学习、记忆、语言、执行能力下降，以及注意力不集中、多动、易怒等情绪行为问题。因此，营造良好的睡眠环境、养成规律的作息时间有益于增强幼儿体质、促进健康。

九、体质检测与监测的指标和方法

体质检测与监测的指标包括：

身体形态方面，包括身高、体重、体形、肩宽、头颅形状和大小等。

生理功能方面，包括心、脑、肺、胃、肠、肝、胆、胰等内脏功能，力量、速度、耐力、平衡、协调、柔韧性等运动功能。

心理因素方面，包括心理过程和心理特性，以感受和认识内部和外部世界，体验喜、怒、哀、惧等情感。

本教材仅涉及3~6岁幼儿身体形态和运动功能相关指标的体质检测与监测。

1. 身高测量

测量分类：身体形态。

测量设备：电子或机械身高计，精度为0.1厘米。

测量要求：幼儿赤脚、不戴帽。身高计放置于平坦的地面，保持身高计底板处于水平状态。

测量过程：两人一组，一人测量、一人记录。

测量方法：幼儿呈立正姿势，背向身高计立柱，站在身高计的底板上。躯干自然挺直，上肢自然下垂，脚跟并拢，脚尖分开约60°，脚跟、骶骨部及两肩胛骨与身高计的立柱接触，头部保持正直，两眼平视前方，耳屏上缘与眼眶下缘最低点处于同一水平（见图4）。

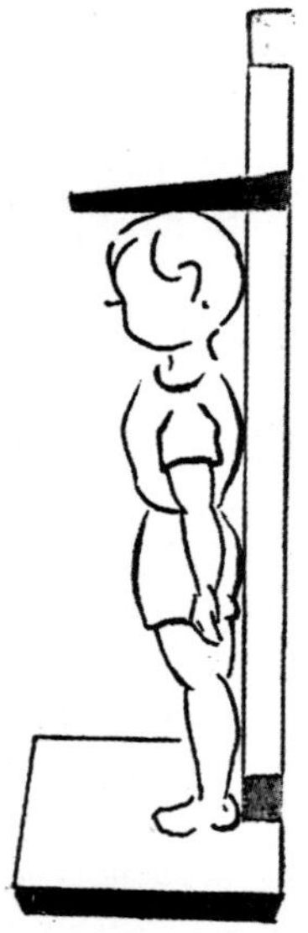

图4　身高测量

记录方法：以厘米为单位，保留小数点后1位，将读数填入记录表的空格内。

2. 坐高测量

测量分类：身体形态。

测量设备：电子或机械坐高计，精度为0.1厘米。

测量要求：幼儿赤脚、不戴帽。坐高计放置于平坦的地面，保持坐高计底板处于水平状态。

测量过程：两人一组，一人测量、一人记录。

测量方法：幼儿坐于坐高计的坐板上，背向坐高计立柱。躯干自然挺直，使骶骨部及两肩胛骨靠在坐高计的立柱上，头部保持正直，两眼平视前方，耳屏上缘与眼眶下缘最低点处于同一水平，双上肢自然下垂，不得撑压坐板，双腿并拢，双足平踏在坐高计的足板或地面上，使大腿与足板平行并与小腿呈直角（见图5）。

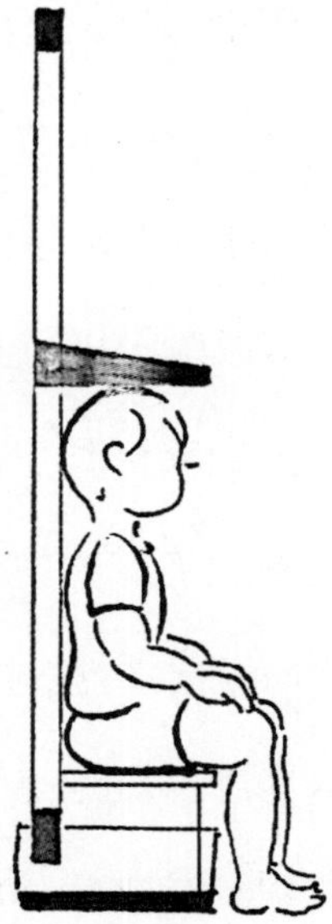

图5　坐高测量

记录方法：以厘米为单位，保留小数点后1位，将读数填入记录表的空格内。

适用范围：身材比例不合适，即身体上半部与下半部比例不合适时，建议测量坐高。

3. 体重测量

测量分类：身体形态。

测量设备：电子或机械体重秤（体重计），精度为0.1千克。

测量要求：仅着内衣、内裤，排大小便。上、下体重秤（体重计）时，动作轻缓。

测量过程：两人一组，一人测量、一人记录。

测量方法：幼儿自然站在体重秤（体重计）中央，站稳并保持3秒，读取数据（见图6）。

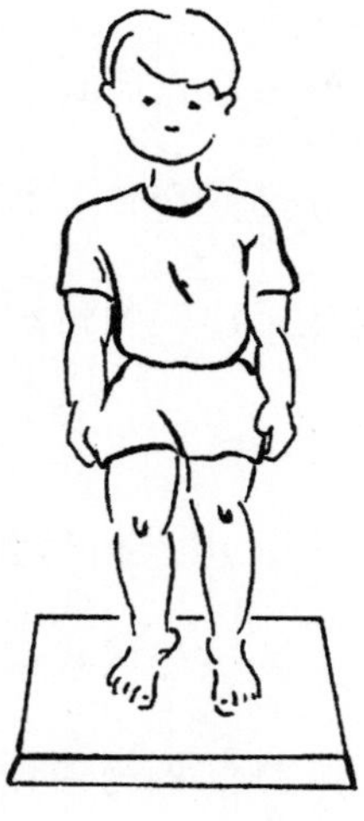

图6 体重测量

记录方法：以千克为单位，保留小数点后1位，将读数填入记录表的空格内。

4. 皮褶厚度测量

测量分类：身体形态。

测量设备：机械或电子皮褶厚度计。

测量要求：幼儿自然站立，使体重平均落在两腿上，充分裸露被测部位。

测量过程：两人一组，一人测量、一人记录。

测量部位：上臂部、肩胛部和腹部。

测量方法：受试者自然站立，放松肌肉。测量人员用左手拇指、食指和中指将被测部位的皮肤和皮下组织捏提起来，测量皮褶捏提点下方1厘米处的厚度。共测量3次，取中间值或两次相同的值。

上臂部测量点：右上臂肩峰后面与鹰嘴连线的中点处，沿上肢长轴方向纵向捏提皮褶（见图7）。

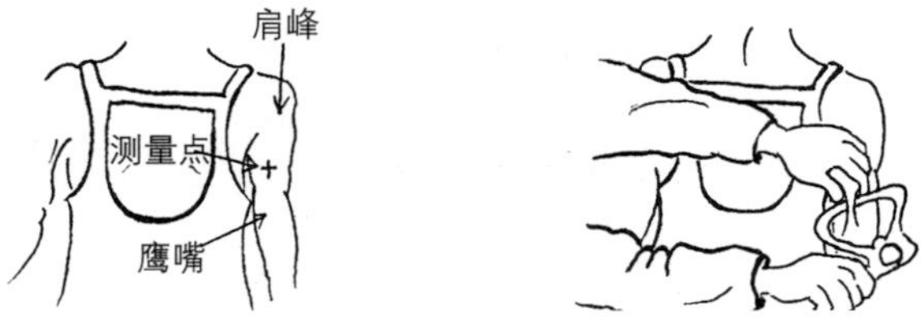

图7　上臂部皮褶厚度测量

肩胛部测量点：右肩胛骨下角下方1厘米处，与脊柱呈45°方向捏提皮褶（见图8）。

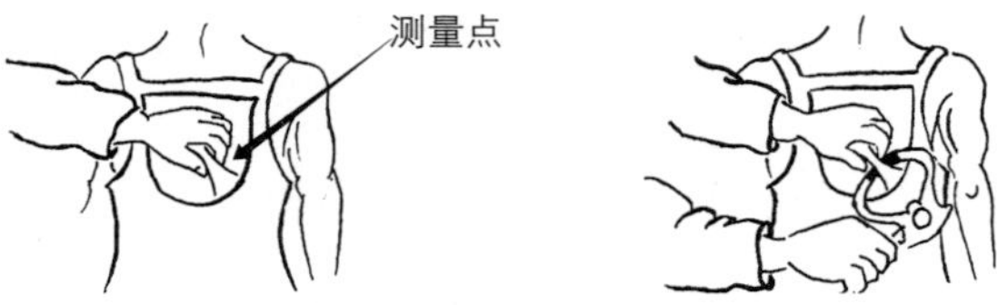

图8　肩胛部皮褶厚度测量

腹部测量点：脐水平线与右锁骨中线交界处，沿躯干长轴方向纵向捏提皮褶（见图9）。

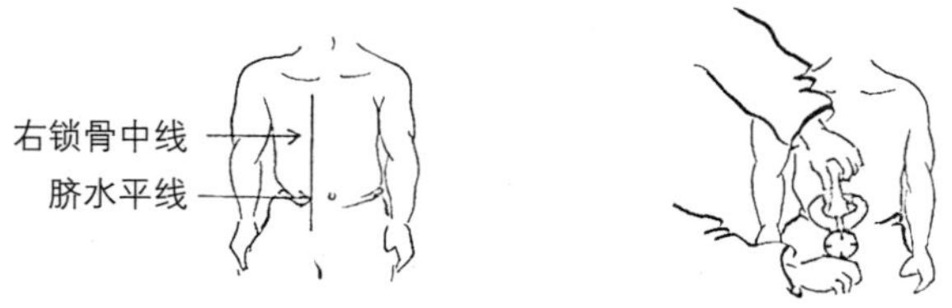

图9　腹部皮褶厚度测量

记录方法：以毫米为单位，精确到小数点后1位。

适用范围：对于消瘦和肥胖的幼儿，建议测量皮褶厚度。

5. 10米折返跑测试

测试分类：运动功能。

测试场地及设备：测试场地为平坦地面，在地面上画出长10米、宽1.22米的直线跑道若干条，在每条跑道折返线处设一手触板，在跑道起、终点线外3米处画一条目标线

（见图10）。测试设备为电子或机械秒表。

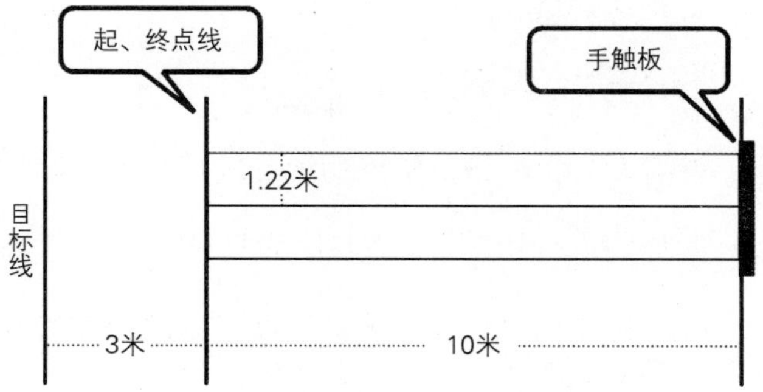

图10　10米折返跑测试场地

测试要求：幼儿应做准备活动，以防肌肉拉伤；幼儿身着运动服、运动鞋，不能穿带钉鞋、皮鞋、塑料鞋、拖鞋等。注意系好鞋带，以及收拾好衣裤和头发上的绳索。

测试过程：至少两人一组，一人为发令者，负责组织测试和发令；其他的人为测试人员，负责记录。

测试方法：幼儿至少两人一组，以起跑姿势站立在起点线前，当听到“跑”的口令后，全力跑向折返线，跑到折返线处用手触摸手触板后，转身跑向目标线（见图11）。当幼儿起跑时，测试人员立即开表计时；当幼儿的胸部到达终点线的垂直面时，测试人员停表。

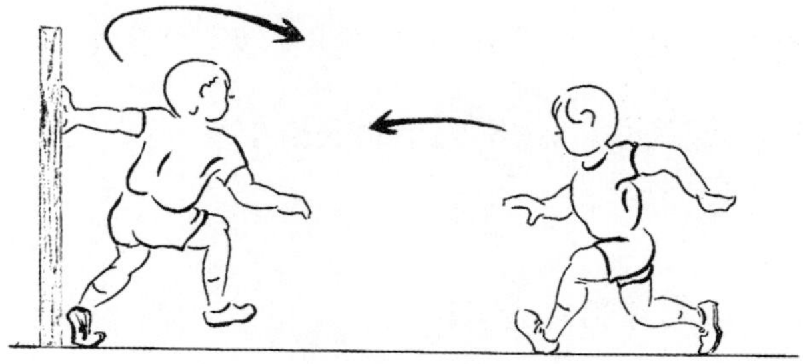

图11　10米折返跑测试

注意事项：幼儿应全速跑，途中不得串道，接近终点时不要减速；在起、终点线处和目标线处不得站人，以免妨碍测试。

记录方法：先将成绩按分、秒填入“原始成绩”后的空格内，再换算成以秒为单位的数字，保留小数点后1位，小数点后第2位数按“非0进1”的原则进位，如10.11秒记录为10.2秒，再填入“最终成绩”后的空格内（见图12）。

10米折返跑

原始成绩□□□分□□秒　　　　最终成绩□□□. □秒

图12　10米折返跑测试成绩记录方法

6. **立定跳远测试**

测试分类：运动功能。

测试场地及设备：测试场地为沙坑或非硬化的软地面，距沙坑或软地面边缘20厘米处设立起跳线；测试设备为卷尺和三角板。

测试要求：幼儿应做准备活动，以防肌肉拉伤；幼儿身着运动服、运动鞋，不能穿带钉鞋、皮鞋、塑料鞋、拖鞋等。注意系好鞋带，以及收拾好衣裤和头发上的绳索。

测试过程：仅一个人即可进行测试，负责组织测试、发令和记录。

测试方法：幼儿双脚自然分开，站立在起跳线后，然后摆动双臂，双脚蹬地尽力向前跳，测量起跳线距最近脚跟之间的直线距离（见图13）。幼儿起跳时，不能有垫跳动作。共测试两次。

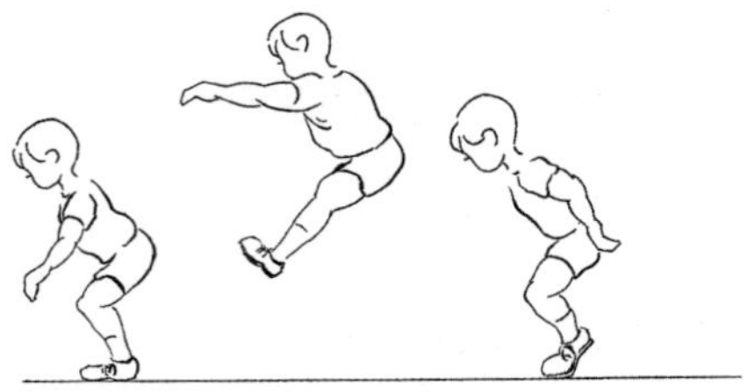

图13　立定跳远测试

记录方法：以厘米为单位，不计小数，将两次测试成绩填入相应的记录表格中。

7. **网球掷远测试**

测试分类：运动功能。

测试场地及设备：测试场地为平坦地面，在平坦地面上画出一个长20米、宽6米的长方形，在长方形内，每隔0.5米画一条横线，以一侧端线为投掷线（见图14）。测试设备为网球和卷尺。

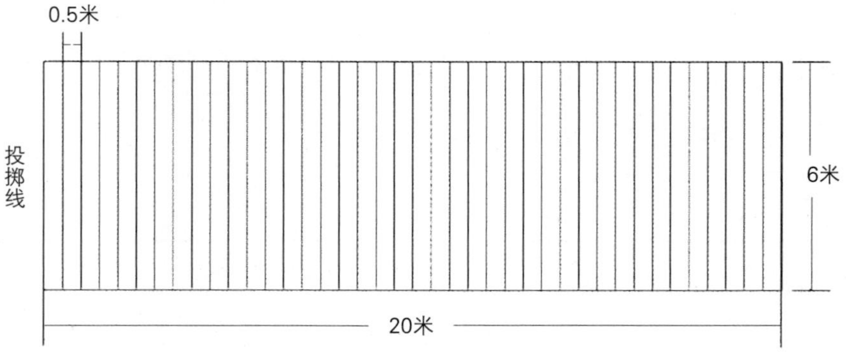

图14　网球掷远测试场地

测试要求：幼儿应做准备活动，以防肌肉拉伤；幼儿身着运动服、运动鞋，不能穿带钉鞋、皮鞋、塑料鞋、拖鞋等。注意系好鞋带，以及收拾好衣裤和头发上的绳索。

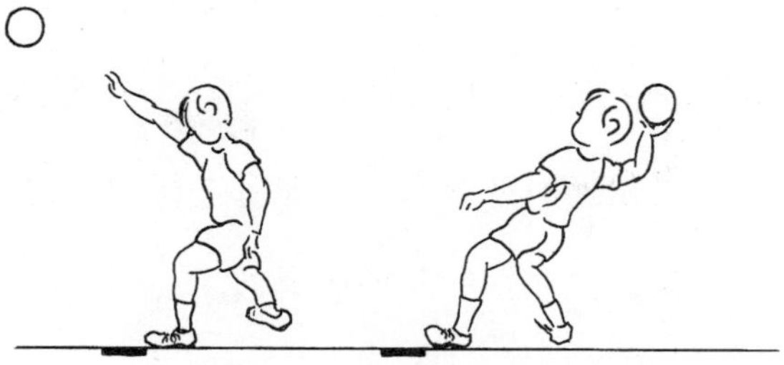

图15　网球掷远测试

测试过程：仅一个人即可进行测试，负责组织测试、发令和记录。测试时，严禁其他幼儿进入投掷区，避免出现伤害事故。

测试方法：幼儿身体面向投掷方向，两脚前后分开，站在投掷线后约一步距离处，单手持网球举过头顶，尽力向前掷出（见图15）。球出手时，后脚可以向前迈出一步，但不能踩在或越过投掷线，有效成绩为投掷线至球着地点之间的直线距离。如果球的着地点在横线上，则记录该线所标示的数值；如果球的着地点在两条横线之间，则记录靠近投掷线的横线所标示的数值；如果球的着地点超过20米长的测试场地，可用卷尺丈量；如果球的着地点超出场地的宽度，则重新投掷。共测试两次。

记录方法：以米为单位，精确到小数点后1位，将两次测试成绩填入相应的记录表格中。

8. 双脚连续跳测试

测试分类：运动功能。

测试场地及设备：测试场地为平坦地面，在平坦地面上每隔0.5米画一条横线，共画10条，每条横线上横置一块软方包（长10厘米、宽5厘米、高5厘米），在距离第一块软方包0.2米处设立起跳线（见图16）。测试设备为卷尺和秒表。

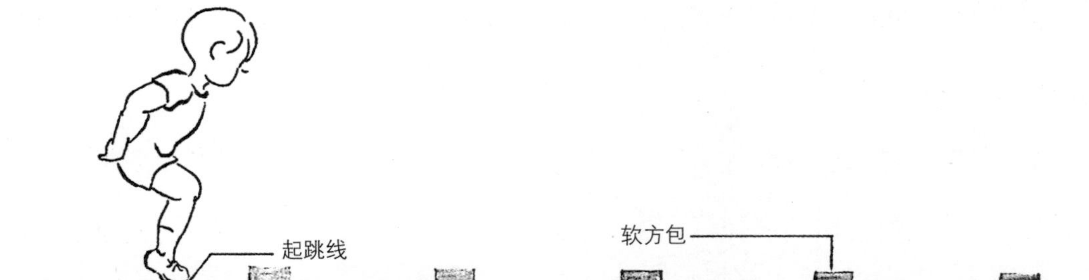

图16　双脚连续跳测试场地

测试要求：幼儿应做准备活动，以防肌肉拉伤；幼儿身着运动服、运动鞋，不能穿带钉鞋、皮鞋、塑料鞋、拖鞋等。注意系好鞋带，以及收拾好衣裤和头发上的绳索。

测试过程：仅一个人即可进行测试，负责组织测试、发令和记录。

测试方法：幼儿两脚并拢，站立在起跳线后，当听到“开始”口令后，双脚同时起跳，双脚一次或两次跳过一块软方包，连续跳过10块软方包（见图17）。幼儿开始起跳时开表计时，当幼儿跳过第10个软方包且双脚落地时，停表。如果幼儿两次单脚起跳跨越软方包、踩在软方包上或将软方包踢乱则重新测试。共进行两次有效测试。

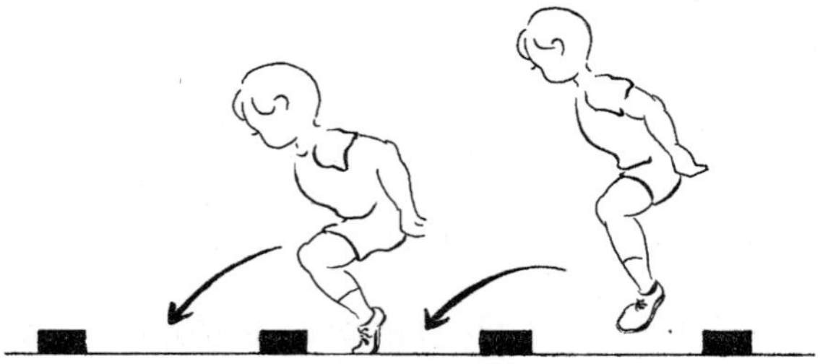

图17 双脚连续跳测试

记录方法：先将成绩按分、秒填入“原始成绩”后的空格内，再换算成以秒为单位的数字，保留小数点后1位，小数点后第2位数按“非0进1”的原则进位，如10.11秒记录为10.2秒，再填入“最终成绩”后的空格内（见图18）。

双脚连续跳	第一次原始成绩□□□分□□秒	第二次原始成绩□□□分□□秒
	第一次最终成绩□□□. □秒	第二次最终成绩□□□. □秒

图18 双脚连续跳测试成绩记录方法

9. 坐位体前屈测试

测试分类：运动功能。

测试场地及设备：可以安排在室内或室外的空地里进行测试，设备采用运动垫和坐位体前屈测试仪。

测试要求：幼儿应做准备活动，以防肌肉拉伤；幼儿身着运动服、运动鞋，不能穿带钉鞋、皮鞋、塑料鞋、拖鞋等。注意系好鞋带，以及收拾好衣裤和头发上的绳索。测试时，膝关节不得弯曲，不得有突然前振的动作。

测试过程：仅一个人即可进行测试，负责组织测试、发令和记录。

测试方法：幼儿坐在运动垫上，双腿伸直，脚跟并拢，脚尖自然分开，全脚掌蹬在测试仪平板上；然后掌心向下，双臂并拢向前伸直，上半身前屈，使双手中指指尖推动游标平滑前移，直至游标不能移动为止（见图19）。共测试两次。

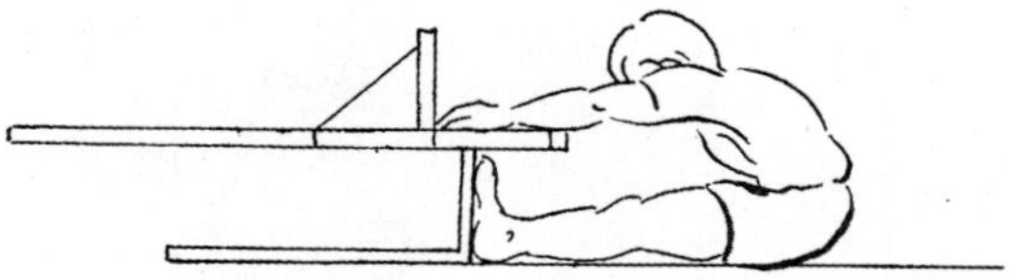

图19　坐位体前屈测试

记录方法：以厘米为单位，精确到小数点后1位。将两次测试成绩填入相应的记录表格中，特别注意记录要有正、负号，方格的第一位只能填正、负号，正号填为“+”，负号填为“–”。

10. 走平衡木测试

测试分类：运动功能。

测试场地及设备：场地内设置长3米、宽0.1米、高0.3米的平衡木，平衡木的两端为起点线和终点线，两端外各加一块长0.2米、宽0.2米、高0.3米的平台（见图20）；测试设备为秒表。

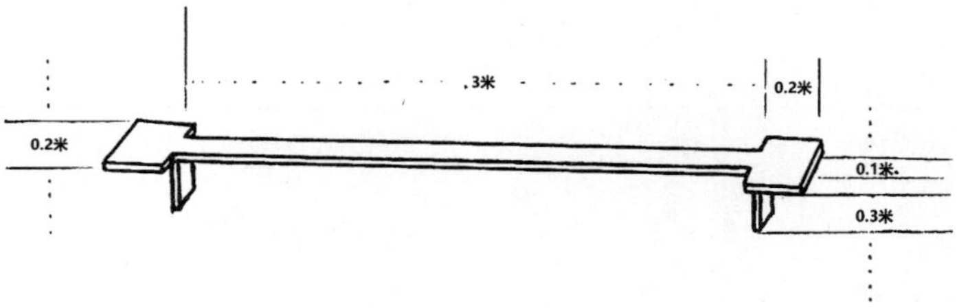

图20　走平衡木测试的平衡木

测试要求：幼儿应做准备活动，以防肌肉拉伤；幼儿身着运动服、运动鞋，不能穿带钉鞋、皮鞋、塑料鞋、拖鞋等。注意系好鞋带，以及收拾好衣裤和头发上的绳索。测试时，要安排人员对幼儿进行保护。幼儿如中途落地须重测。

测试过程：仅一个人即可进行测试，负责组织测试、发令和记录。

测试方法：幼儿站在平台上，面向平衡木的另一端，双臂侧平举，当听到“开始”口令后，幼儿向前走（见图21）。当幼儿开始向前走时，开表计时，当幼儿任意一个脚尖超过终点线时，停表。共测试两次。

记录方法：先将成绩按分、秒填入“原始成绩”后的空格内，再换算成以秒为单位的数字，保留小数点后1位，小数点后第2位数按“非0进1”的原则进位，如10.11秒记录为10.2秒，再填入“最终成绩”后的空格内（见图22）。

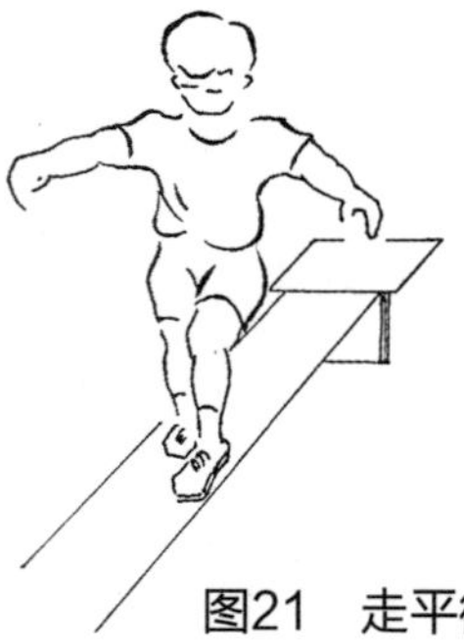

图21　走平衡木测试

走平衡木	第一次原始成绩□□□分□□秒	第二次原始成绩□□□分□□秒
	第一次最终成绩□□□. □秒	第二次最终成绩□□□. □秒

图22　走平衡木测试成绩记录方法

11. 测量指标反映了什么

我们测量了幼儿的身高、坐高、体重、皮褶厚度、10米折返跑、立定跳远、网球掷远、双脚连续跳、坐位体前屈、走平衡木，这些测量指标的单位是什么？这些测量指标反映了幼儿什么样的体质？以上问题可以从表1中找到答案。

表1　测量指标一览表

指标名称	单位	直接体现	潜在价值
身高	厘米	身体长度	生长发育水平
坐高	厘米	躯干长度	形态协调性
体重	千克	身体的重量	形态协调性
皮褶厚度	毫米	皮下脂肪厚度	营养状况
10米折返跑	秒	耐力	运动力量、协调性
立定跳远	米	下肢力量	运动力量、协调性、感学统合功能
网球掷远	米	上肢力量	运动力量、协调性
双脚连续跳	秒	身体移动速度	运动力量、协调性、感学统合功能
坐位体前屈	厘米	身体柔韧性	协调性
走平衡木	秒	身体平衡能力	运动力量、协调性、感学统合功能

十、幼儿体质检测指导流程与记录方法

幼儿体质检测指导流程如下。

明确幼儿年龄、性别：3～5岁幼儿每0.5岁为一组，6岁幼儿为一组，男女共计14个组别。

逐项检测幼儿体质，将检测结果记录在幼儿体质检测与监测记录表中（如表2）：该表格根据体质监测标准对每个项目的数据精度设计了规范记录格式，从而保证操作的规范性。

根据《国民体质测定标准手册（幼儿部分）》评估幼儿体质。

根据幼儿体质总分计算运动负荷，确定每日运动量。

提供全面、系统的运动训练方案（各项运动的训练方法）。

表2　幼儿体质检测与监测记录表

幼儿园名称：　　　　　　　　　　　　测试日期：

班级		**测试序号**	
姓名		**性别**	
出生日期	年　月　日	**实际年龄**	
为了确保幼儿在测试中的安全，在参加测试前请老师和家长明确下列问题：			
是否能够参加正常体育活动？　是　否 是否患有心脏病？　是　否 幼儿最近的身体状况怎样？　好　一般　差			
机能状况检查		测试人签字：	
心率	次/分		

续表

身体形态状况检查		测试人签字：	
身高	__ __ __.__ 厘米	坐高	__ __.__ 厘米
体重	__ __.__ 千克	胸围	__ __.__ 厘米
肩胛部皮褶厚度	__ __.__ 毫米	上臂部皮褶厚度	__ __.__ 毫米
腹部皮褶厚度	__ __.__ 毫米		
运动功能状况检查		测试人签字：	
走平衡木	直走□　横走□　不敢走□		__ __.__ 秒
双脚连续跳	__ __.__ 秒	坐位体前屈	__ __.__ 厘米
立定跳远	__ __ __厘米	网球掷远	__ __.__ 米
10米折返跑	__ __ __.__ 秒		
备注			

十一、体质标准及评定方法

我们对个体的体质进行检测以后，接着就要评定他的体质好还是不好。这就是体质评价。体质评价必须有标准，针对不同体质指标，国家制定了不同的标准（见表3至表12）。

如身高，我们有两个小男孩的身高测量结果，牛牛的身高是95.5厘米，而虎虎的身高是107.0厘米。这两个小男孩哪一个的身高发育更好呢？

对于3~6岁的幼儿来说，即使他们的年龄只相差一点点，他们的体质也会有很大的差别。因此评价幼儿身高发育标准就要分年龄来进行。

所以我们要知道牛牛和虎虎的年龄，根据出生日期和检测日期，可以计算出他们的年龄都是3.5岁，然后查阅表6，得知牛牛身高的评分是2分，而虎虎身高的评分是5分，说明牛牛的身高发育较差，而虎虎的身高发育较好。

又如体重，我们有两个小女孩的体重测量结果，小冰冰的体重是10.0千克，而小雪雪的体重是12.5千克。这两个小女孩哪一个的体重发育更好呢？

评价幼儿体重发育标准要分身高来进行。所以我们要知道她们的身高，小冰冰和小雪雪的身高分别是77.2厘米和81.6厘米，然后查阅表4，确定小冰冰和小雪雪的体重评分，她们的体重评分都是5分，是正常的体重。

如果是身高相同的三位男孩，他们的身高是79.5厘米，体重分别是8.8千克、10.0千克和13.0千克，如何评价他们的体重呢？哪个体重发育更好呢？

从表3查找79.5厘米的身高段可知，体重是8.8千克的男孩，体重评分是1分；体重是10.0千克的男孩，体重评分是5分；体重是13.0千克的男孩，体重评分是1分。说明身高是79.5厘米的男孩，其体重是8.8千克，体重轻了，不达标准，需要加强营养和运动来增加体重；体重是13.0千克的男孩，体重超标了，需要控制食物摄入和增强运动来减肥；体重是10.0千克的男孩，体重得分最高，说明是正常的体重。

表3　3~6岁幼儿身高标准体重评分表（男）

身高段/厘米	体重/千克				
	1分	3分	5分	3分	1分
	消瘦	营养不良	正常	超重	肥胖
76.0 ~ 76.9	＜8.6	8.6 ~ 9.3	9.4 ~ 11.7	11.8 ~ 12.4	＞12.4
77.0 ~ 77.9	＜8.7	8.7 ~ 9.5	9.6 ~ 11.8	11.9 ~ 12.5	＞12.5
78.0 ~ 78.9	＜8.9	8.9 ~ 9.7	9.8 ~ 11.9	12.0 ~ 12.6	＞12.6
79.0 ~ 79.9	＜9.1	9.1 ~ 9.8	9.9 ~ 12.1	12.2 ~ 12.8	＞12.8
80.0 ~ 80.9	＜9.2	9.2 ~ 10.0	10.1 ~ 12.3	12.4 ~ 12.9	＞12.9
81.0 ~ 81.9	＜9.4	9.4 ~ 10.1	10.2 ~ 12.5	12.6 ~ 13.1	＞13.1
82.0 ~ 82.9	＜9.6	9.6 ~ 10.2	10.3 ~ 12.7	12.8 ~ 13.3	＞13.3
83.0 ~ 83.9	＜9.8	9.8 ~ 10.4	10.5 ~ 12.9	13.0 ~ 13.5	＞13.5
84.0 ~ 84.9	＜10.0	10.0 ~ 10.5	10.6 ~ 13.1	13.2 ~ 13.8	＞13.8
85.0 ~ 85.9	＜10.1	10.1 ~ 10.7	10.8 ~ 13.3	13.4 ~ 14.0	＞14.0
86.0 ~ 86.9	＜10.3	10.3 ~ 10.9	11.0 ~ 13.6	13.7 ~ 14.2	＞14.2
87.0 ~ 87.9	＜10.5	10.5 ~ 11.1	11.2 ~ 13.8	13.9 ~ 14.5	＞14.5
88.0 ~ 88.9	＜10.7	10.7 ~ 11.3	11.4 ~ 14.0	14.1 ~ 14.7	＞14.7
89.0 ~ 89.9	＜10.9	10.9 ~ 11.5	11.6 ~ 14.3	14.4 ~ 14.9	＞14.9
90.0 ~ 90.9	＜11.1	11.1 ~ 11.7	11.8 ~ 14.5	14.6 ~ 15.2	＞15.2
91.0 ~ 91.9	＜11.3	11.3 ~ 11.9	12.0 ~ 14.7	14.8 ~ 15.4	＞15.4
92.0 ~ 92.9	＜11.3	11.3 ~ 12.1	12.2 ~ 15.0	15.1 ~ 15.6	＞15.6
93.0 ~ 93.9	＜11.7	11.7 ~ 12.3	12.4 ~ 15.2	15.3 ~ 15.9	＞15.9
94.0 ~ 94.9	＜11.9	11.9 ~ 12.5	12.6 ~ 15.4	15.5 ~ 16.1	＞16.1
95.0 ~ 95.9	＜12.1	12.1 ~ 12.7	12.8 ~ 15.7	15.8 ~ 16.4	＞16.4
96.0 ~ 96.9	＜12.4	12.4 ~ 12.9	13.0 ~ 16.0	16.1 ~ 16.6	＞16.6
97.0 ~ 97.9	＜12.6	12.6 ~ 13.2	13.3 ~ 16.2	16.3 ~ 16.9	＞16.9
98.0 ~ 98.9	＜12.8	12.8 ~ 13.5	13.6 ~ 16.5	16.6 ~ 17.2	＞17.2
99.0 ~ 99.9	＜13.0	13.0 ~ 13.7	13.8 ~ 16.8	16.9 ~ 17.5	＞17.5

续表

身高段/厘米	体重/千克				
	1分	3分	5分	3分	1分
	消瘦	营养不良	正常	超重	肥胖
100.0 ~ 100.9	＜13.3	13.3 ~ 14.0	14.1 ~ 17.0	17.1 ~ 17.7	＞17.7
101.0 ~ 101.9	＜13.5	13.5 ~ 14.3	14.4 ~ 17.3	17.4 ~ 18.0	＞18.0
102.0 ~ 102.9	＜13.7	13.7 ~ 14.6	14.7 ~ 17.6	17.7 ~ 18.3	＞18.3
103.0 ~ 103.9	＜13.9	13.9 ~ 14.9	15.0 ~ 17.9	18.0 ~ 18.6	＞18.6
104.0 ~ 104.9	＜14.1	14.1 ~ 15.2	15.3 ~ 18.2	18.3 ~ 18.9	＞18.9
105.0 ~ 105.9	＜14.4	14.4 ~ 15.6	15.7 ~ 18.5	18.6 ~ 19.3	＞19.3
106.0 ~ 106.9	＜14.6	14.6 ~ 15.8	15.9 ~ 18.8	18.9 ~ 19.6	＞19.6
107.0 ~ 107.9	＜14.8	14.8 ~ 16.0	16.1 ~ 19.1	19.2 ~ 19.9	＞19.9
108.0 ~ 108.9	＜15.0	15.0 ~ 16.2	16.3 ~ 19.4	19.5 ~ 20.3	＞20.3
109.0 ~ 109.9	＜15.3	15.3 ~ 16.5	16.6 ~ 19.9	20.0 ~ 20.7	＞20.7
110.0 ~ 110.9	＜15.6	15.6 ~ 16.8	16.9 ~ 20.2	20.2 ~ 21.0	＞21.0
111.0 ~ 111.9	＜15.9	15.9 ~ 17.1	17.2 ~ 20.5	20.6 ~ 21.4	＞21.4
112.0 ~ 112.9	＜16.2	16.2 ~ 17.4	17.5 ~ 20.9	21.0 ~ 21.9	＞21.9
113.0 ~ 113.9	＜16.5	16.5 ~ 17.7	17.8 ~ 21.3	21.4 ~ 22.2	＞22.2
114.0 ~ 114.9	＜16.8	16.8 ~ 17.9	18.0 ~ 21.8	21.9 ~ 22.6	＞22.6
115.0 ~ 115.9	＜17.1	17.1 ~ 18.1	18.2 ~ 22.1	22.2 ~ 23.1	＞23.1
116.0 ~ 116.9	＜17.4	17.4 ~ 18.3	18.4 ~ 22.5	22.6 ~ 23.5	＞23.5
117.0 ~ 117.9	＜17.8	17.8 ~ 18.5	18.6 ~ 22.9	23.0 ~ 24.0	＞24.0
118.0 ~ 118.9	＜18.1	18.1 ~ 18.7	18.8 ~ 23.4	23.5 ~ 24.5	＞24.5
119.0 ~ 119.9	＜18.5	18.5 ~ 18.9	19.0 ~ 23.8	23.9 ~ 25.0	＞25.0
120.0 ~ 120.9	＜18.9	18.9 ~ 19.2	19.3 ~ 24.3	24.4 ~ 25.5	＞25.5
121.0 ~ 121.9	＜19.3	19.3 ~ 19.5	19.6 ~ 24.7	24.8 ~ 26.0	＞26.0
122.0 ~ 122.9	＜19.6	19.6 ~ 20.0	20.1 ~ 25.3	25.4 ~ 26.5	＞26.5
123.0 ~ 123.9	＜20.0	20.0 ~ 20.4	20.5 ~ 25.8	25.9 ~ 27.1	＞27.1

续表

身高段/厘米	体重/千克				
	1分	3分	5分	3分	1分
	消瘦	营养不良	正常	超重	肥胖
124.0～124.9	＜20.4	20.4～20.8	20.9～26.3	26.4～27.7	＞27.7
125.0～125.9	＜20.8	20.8～21.3	21.4～26.9	27.0～28.3	＞28.3
126.0～126.9	＜21.2	21.2～21.7	21.8～27.4	27.5～28.9	＞28.9
127.0～127.9	＜21.6	21.6～22.2	22.3～28.0	28.1～29.5	＞29.5
128.0～128.9	＜22.0	22.0～22.6	22.7～28.6	28.7～30.2	＞30.2
129.0～129.9	＜22.5	22.5～23.1	23.2～29.2	29.3～30.9	＞30.9
130.0～130.9	＜22.9	22.9～23.6	23.7～29.8	29.9～31.6	＞31.6
131.0～131.9	＜23.4	23.4～24.1	24.2～30.5	30.6～32.3	＞32.3
132.0～132.9	＜23.8	23.8～24.6	24.7～31.2	31.3～33.1	＞33.1
133.0～133.9	＜24.3	24.3～25.1	25.2～31.9	32.0～33.8	＞33.8
134.0～134.9	＜24.8	24.8～25.7	25.8～32.7	32.8～34.6	＞34.6
135.0～135.9	＜25.3	25.3～26.2	26.3～33.4	33.5～35.5	＞35.5
136.0～136.9	＜25.8	25.8～26.8	26.9～34.2	34.3～36.3	＞36.3
137.0～137.9	＜26.3	26.3～27.4	27.5～35.0	35.1～36.9	＞36.9
138.0～138.9	＜26.8	26.8～28.0	28.1～35.8	35.9～37.5	＞37.5
139.0～139.9	＜27.4	27.4～28.6	28.7～36.6	36.7～38.2	＞38.2
140.0～140.9	＜27.9	27.9～29.2	29.3～37.5	37.6～38.9	＞38.9
141.0～141.9	＜28.4	28.4～29.9	30.0～38.5	38.6～39.7	＞39.7
142.0～142.9	＜29.0	29.0～30.6	30.7～39.6	39.7～40.6	＞40.6
143.0～143.9	＜29.7	29.7～31.3	31.4～40.6	40.7～41.6	＞41.6
144.0～144.9	＜30.4	30.4～31.9	32.0～41.7	41.8～42.6	＞42.6
145.0～145.9	＜31.0	31.0～32.5	32.6～42.7	42.8～43.7	＞43.7

资料来源：《国民体质测定标准手册（幼儿部分）》。

表4　3~6岁幼儿身高标准体重评分表（女）

身高段/厘米	体重/千克				
	1分	3分	5分	3分	1分
	消瘦	营养不良	正常	超重	肥胖
76.0～76.9	＜8.9	8.9～9.0	9.1～11.6	11.7～12.9	＞12.9
77.0～77.9	＜9.0	9.0～9.1	9.2～11.8	11.9～13.1	＞13.1
78.0～78.9	＜9.1	9.1～9.3	9.4～12.0	12.1～13.2	＞13.2
79.0～79.9	＜9.3	9.3～9.5	9.6～12.2	12.3～13.3	＞13.3
80.0～80.9	＜9.5	9.5～9.7	9.8～12.4	12.5～13.5	＞13.5
81.0～81.9	＜9.7	9.7～10.0	10.1～12.6	12.7～13.7	＞13.7
82.0～82.9	＜9.9	9.9～10.2	10.3～12.8	12.9～13.9	＞13.9
83.0～83.9	＜10.1	10.1～10.4	10.5～13.1	13.2～14.1	＞14.1
84.0～84.9	＜10.3	10.3～10.6	10.7～13.3	13.4～14.4	＞14.4
85.0～85.9	＜10.5	10.5～10.8	10.9～13.5	13.6～14.6	＞14.6
86.0～86.9	＜10.7	10.7～11.0	11.1～13.7	13.8～14.8	＞14.8
87.0～87.9	＜10.9	10.9～11.2	11.3～14.0	14.1～15.1	＞15.1
88.0～88.9	＜11.1	11.1～11.4	11.5～14.2	14.3～15.3	＞15.3
89.0～89.9	＜11.3	11.3～11.6	11.7～14.4	14.5～15.6	＞15.6
90.0～90.9	＜11.5	11.5～11.8	11.9～14.7	14.8～15.8	＞15.8
91.0～91.9	＜11.7	11.7～12.1	12.2～14.9	15.0～16.1	＞16.1
92.0～92.9	＜11.9	11.9～12.3	12.4～15.2	15.3～16.3	＞16.3
93.0～93.9	＜12.1	12.1～12.5	12.6～15.4	15.5～16.6	＞16.6
94.0～94.9	＜12.3	12.3～12.7	12.8～15.7	15.8～16.8	＞16.8
95.0～95.9	＜12.5	12.5～13.0	13.1～15.9	16.0～17.1	＞17.1
96.0～96.9	＜12.7	12.7～13.2	13.3～16.2	16.3～17.4	＞17.4
97.0～97.9	＜13.0	13.0～13.4	13.5～16.5	16.6～17.7	＞17.7
98.0～98.9	＜13.2	13.2～13.7	13.8～16.7	16.8～18.0	＞18.0

续表

身高段/厘米	体重/千克				
	1分	3分	5分	3分	1分
	消瘦	营养不良	正常	超重	肥胖
99.0～99.9	＜13.4	13.4～13.9	14.0～17.0	17.1～18.2	＞18.2
100.0～100.9	＜13.6	13.6～14.2	14.3～17.3	17.4～18.5	＞18.5
101.0～101.9	＜13.9	13.9～14.4	14.5～17.6	17.7～18.8	＞18.8
102.0～102.9	＜14.1	14.1～14.7	14.8～17.9	18.0～19.1	＞19.1
103.0～103.9	＜14.3	14.3～14.9	15.0～18.2	18.3～19.5	＞19.5
104.0～104.9	＜14.6	14.6～15.2	15.3～18.5	18.6～19.8	＞19.8
105.0～105.9	＜14.8	14.8～15.5	15.6～18.8	18.9～20.1	＞20.1
106.0～106.9	＜15.1	15.1～15.7	15.8～19.1	19.2～20.4	＞20.4
107.0～107.9	＜15.4	15.4～16.0	16.1～19.4	19.5～20.8	＞20.8
108.0～108.9	＜15.6	15.6～16.3	16.4～19.8	19.9～21.1	＞21.1
109.0～109.9	＜15.9	15.9～16.6	16.7～20.1	20.2～21.5	＞21.5
110.0～110.9	＜16.2	16.2～16.9	17.0～20.5	20.6～21.8	＞21.8
111.0～111.9	＜16.5	16.5～17.2	17.3～20.8	20.9～22.2	＞22.2
112.0～112.9	＜16.8	16.8～17.5	17.6～21.2	21.3～22.6	＞22.6
113.0～113.9	＜17.1	17.1～17.8	17.9～21.6	21.7～23.0	＞23.0
114.0～114.9	＜17.4	17.4～18.2	18.3～21.9	22.0～23.4	＞23.4
115.0～115.9	＜17.7	17.7～18.5	18.6～22.2	22.3～23.8	＞23.8
116.0～116.9	＜18.0	18.0～18.8	18.9～22.8	22.9～24.3	＞24.3
117.0～117.9	＜18.4	18.4～19.2	19.3～23.2	23.3～24.8	＞24.8
118.0～118.9	＜18.7	18.7～19.6	19.7～23.7	23.8～25.2	＞25.2
119.0～119.9	＜19.1	19.1～20.2	20.3～24.1	24.2～25.8	＞25.8
120.0～120.9	＜19.4	19.4～20.5	20.6～24.6	24.7～26.3	＞26.3
121.0～121.9	＜19.8	19.8～20.8	20.9～25.0	25.1～26.9	＞26.9
122.0～122.9	＜20.2	20.2～21.2	21.3～25.4	25.5～27.5	＞27.5

续表

身高段/厘米	体重/千克				
	1分	3分	5分	3分	1分
	消瘦	营养不良	正常	超重	肥胖
123.0~123.9	＜20.6	20.6~21.6	21.7~25.8	25.9~28.1	＞28.1
124.0~124.9	＜21.0	21.0~22.0	22.1~26.2	26.3~28.7	＞28.7
125.0~125.9	＜21.4	21.4~22.5	22.6~26.5	26.6~29.4	＞29.4
126.0~126.9	＜21.8	21.8~23.0	23.1~26.9	27.0~30.2	＞30.2
127.0~127.9	＜22.2	22.2~23.4	23.5~27.3	27.4~30.9	＞30.9
128.0~128.9	＜22.7	22.7~24.0	24.1~27.8	27.9~31.7	＞31.7
129.0~129.9	＜23.1	23.1~24.5	24.6~28.3	28.4~32.6	＞32.6
130.0~130.9	＜23.6	23.6~25.0	25.1~28.8	28.9~33.4	＞33.4
131.0~131.9	＜24.1	24.1~25.6	25.7~29.3	29.4~34.4	＞34.4
132.0~132.9	＜24.6	24.6~26.1	26.2~29.7	29.8~35.3	＞35.3
133.0~133.9	＜25.1	25.1~26.7	26.8~30.2	30.3~36.3	＞36.3
134.0~134.9	＜25.7	25.7~27.3	27.4~30.7	30.8~37.4	＞37.4
135.0~135.9	＜26.2	26.2~28.0	28.1~31.2	31.3~38.5	＞38.5
136.0~136.9	＜26.7	26.7~28.6	28.7~31.7	31.8~39.7	＞39.7
137.0~137.9	＜27.4	27.4~29.4	29.5~32.3	32.4~40.6	＞40.6

资料来源：《国民体质测定标准手册（幼儿部分）》。

表5　3岁幼儿其他单项指标评分表

性别	测试指标	1分	2分	3分	4分	5分
		差	较差	及格	良好	优秀
男	身高/厘米	＜91.2	91.2～95.4	95.5～99.3	99.4～104.1	＞104.1
	10米折返跑/秒	15.8～12.9	12.8～10.3	10.2～9.1	9.0～8.0	＜8.0
	立定跳远/厘米	21～29	30～42	43～58	59～76	＞76
	网球掷远/米	1.5	2.0～2.5	3.0～3.5	4.0～5.5	＞5.5
	双脚连续跳/秒	25.0～19.7	19.6～13.1	13.0～9.2	9.1～6.6	＜6.6
	坐位体前屈/厘米	2.9～4.8	4.9～8.5	8.6～11.6	11.7～14.9	＞14.9
	走平衡木/秒	48.5～30.1	30.0～16.9	16.8～10.6	10.5～6.6	＜6.6
女	身高/厘米	＜90.0	90.0～94.6	94.7～98.0	98.1～103.0	＞103.0
	10米折返跑/秒	16.8～13.5	13.4～10.6	10.5～9.4	9.3～8.2	＜8.2
	立定跳远/厘米	21～28	29～39	40～54	55～71	＞71
	网球掷远/米	1.0	1.5～2.0	2.5～3.0	3.5～5.0	＞5.0
	双脚连续跳/秒	25.9～20.1	20.0～13.5	13.4～9.8	9.7～7.1	＜7.1
	坐位体前屈/厘米	3.2～6.2	6.3～9.9	10.0～12.9	13.0～15.9	＞15.9
	走平衡木/秒	49.8～32.5	32.4～17.4	17.3～10.8	10.7～6.9	＜6.9

资料来源：《国民体质测定标准手册（幼儿部分）》。

再如10米折返跑测试，小冰冰的成绩是12.2秒，而小雪雪的成绩是12.5秒。这两个小女孩哪一个的10米折返跑成绩更好呢？

我们要知道小冰冰和小雪雪的年龄，根据出生日期和测试日期，可以计算出她们的年龄分别是3.0岁和3.5岁，然后查阅表5和表6，小冰冰的评分是2分，而小雪雪的评分是1分，说明小雪雪比小冰冰的运动能力差。

表6　3.5岁幼儿其他单项指标评分表

性别	测试指标	1分	2分	3分	4分	5分
		差	较差	及格	良好	优秀
男	身高/厘米	<94.1	94.1～98.2	98.3～102.0	102.1～106.9	>106.9
	10米折返跑/秒	14.0～11.4	11.3～9.5	9.4～8.4	8.3～7.5	< 7.5
	立定跳远/厘米	27～34	35～52	53～69	70～84	> 84
	网球掷远/米	1.5	2.0～2.5	3.0～4.0	4.5～5.5	> 5.5
	双脚连续跳/秒	21.8～17.0	16.9～11.2	11.1～8.3	8.2～6.1	< 6.1
	坐位体前屈/厘米	2.7～4.6	4.7～8.4	8.5～11.5	11.6～14.9	>14.9
	走平衡木/秒	41.1～27.1	27.0～15.1	15.0～9.4	9.3～5.9	< 5.9
女	身高/厘米	<93.0	93.0～97.5	97.6～101.1	101.2～105.5	>105.5
	10米折返跑/秒	14.9～12.1	12.0～9.8	9.7～8.7	8.6～7.7	< 7.7
	立定跳远/厘米	25～33	34～49	50～64	65～81	> 81
	网球掷远/米	1.5	2.0～2.5	3.0～3.5	4.0～5.0	> 5.0
	双脚连续跳/秒	21.9～17.1	17.0～11.3	11.2～8.5	8.4～6.2	< 6.2
	坐位体前屈/厘米	3.5～6.2	6.3～9.9	10.0～12.9	13.0～15.9	>15.9
	走平衡木/秒	40.4～27.5	27.4～15.1	15.0～9.7	9.6～6.1	< 6.1

资料来源：《国民体质测定标准手册（幼儿部分）》。

表7　4岁幼儿其他单项指标评分表

性别	测试指标	1分	2分	3分	4分	5分
		差	较差	及格	良好	优秀
男	身高/厘米	<97.5	97.5～101.9	102.0～105.4	105.5～110.4	>110.4
	10米折返跑/秒	12.4～10.2	10.1～8.6	8.5～7.7	7.6～6.9	<6.9
	立定跳远/厘米	35～46	47～64	65～79	80～95	>95
	网球掷远/米	2.0～2.5	3.0～3.5	4.0～4.5	5.0～6.0	>6.0
	双脚连续跳/秒	17.0～13.2	13.1～9.2	9.1～7.1	7.0～5.6	<5.6
	坐位体前屈/厘米	2.4～4.4	4.5～8.4	8.5～11.4	11.5～14.9	>14.9
	走平衡木/秒	33.2～21.6	21.5～11.6	11.5～7.4	7.3～4.9	<4.9
女	身高/厘米	<96.6	96.6～100.9	101.0～104.4	104.5～108.9	>108.9
	10米折返跑/秒	13.2～10.9	10.8～9.1	9.0～8.1	8.0～7.2	<7.2
	立定跳远/厘米	32～43	44～59	60～73	74～89	>89
	网球掷远/米	2.0	2.5～3.0	3.5～4.0	4.5～5.0	>5.0
	双脚连续跳/秒	17.2～13.5	13.4～9.6	9.5～7.4	7.3～5.9	<5.9
	坐位体前屈/厘米	3.4～5.9	6.0～9.9	10.0～12.9	13.0～15.9	>15.9
	走平衡木/秒	32.2～22.6	22.5～12.3	12.2～8.2	8.1～5.3	<5.3

资料来源：《国民体质测定标准手册（幼儿部分）》。

表8　4.5岁幼儿其他单项指标评分表

性别	测试指标	1分	2分	3分	4分	5分
		差	较差	及格	良好	优秀
男	身高/厘米	＜100.0	100.0～104.6	104.7～108.4	108.5～113.1	＞113.1
	10米折返跑/秒	11.8～9.8	9.7～8.1	8.0～7.3	7.2～6.7	＜6.7
	立定跳远/厘米	40～54	55～72	73～88	89～102	＞102
	网球掷远/米	2.5	3.0～4.0	4.5～6.0	6.5～8.0	＞8.0
	双脚连续跳/秒	14.5～11.3	11.2～8.2	8.1～6.5	6.4～5.3	＜5.3
	坐位体前屈/厘米	1.8～4.1	4.2～7.9	8.0～10.9	11.0～14.4	＞14.4
	走平衡木/秒	28.4～17.9	17.8～9.7	9.6～6.3	6.2～4.3	＜4.3
女	身高/厘米	＜99.0	99.0～103.6	103.7～107.3	107.4～111.9	＞111.9
	10米折返跑/秒	12.4～10.3	10.2～8.6	8.5～7.7	7.6～7.0	＜7.0
	立定跳远/厘米	40～49	50～67	68～80	81～96	＞96
	网球掷远/米	2.0	2.5～3.0	3.5～4.0	4.5～5.5	＞5.5
	双脚连续跳/秒	14.9～12.0	11.9～8.6	8.5～6.8	6.7～5.5	＜5.5
	坐位体前屈/厘米	3.0～5.9	6.0～9.9	10.0～12.9	13.0～16.0	＞16.0
	走平衡木/秒	26.5～18.7	18.6～10.2	10.1～7.0	6.9～4.7	＜4.7

资料来源：《国民体质测定标准手册（幼儿部分）》。

表9　5岁幼儿其他单项指标评分表

性别	测试指标	1分	2分	3分	4分	5分
		差	较差	及格	良好	优秀
男	身高/厘米	<103.1	103.1~107.8	107.9~111.9	112.0~116.9	>116.9
	10米折返跑/秒	10.3~9.0	8.9~7.7	7.6~7.0	6.9~6.4	< 6.4
	立定跳远/厘米	50~64	65~79	80~95	96~110	> 110
	网球掷远/米	3.0~3.5	4.0~5.0	5.5~7.0	7.5~9.0	> 9.0
	双脚连续跳/秒	12.5~9.9	9.8~7.3	7.2~6.0	5.9~5.1	< 5.1
	坐位体前屈/厘米	1.1~3.4	3.5~7.5	7.6~10.9	11.0~14.4	> 14.4
	走平衡木/秒	22.2~14.1	14.0~7.9	7.8~5.3	5.2~3.7	< 3.7
女	身高/厘米	<102.0	102.0~106.5	106.6~110.4	110.5~115.4	>115.4
	10米折返跑/秒	11.2~9.7	9.6~8.1	8.0~7.3	7.2~6.7	< 6.7
	立定跳远/厘米	50~59	60~74	75~88	89~102	> 102
	网球掷远/米	2.5~3.0	3.5~4.0	4.5~5.5	6.0~8.5	> 8.5
	双脚连续跳/秒	12.7~10.1	10.0~7.6	7.5~6.2	6.1~5.2	< 5.2
	坐位体前屈/厘米	3.0~5.4	5.5~9.6	9.7~13.1	13.2~16.6	> 16.6
	走平衡木/秒	23.7~14.1	14.0~8.3	8.2~5.8	5.7~4.1	< 4.1

资料来源：《国民体质测定标准手册（幼儿部分）》。

表10　5.5岁幼儿其他单项指标评分表

性别	测试指标	1分	2分	3分	4分	5分
		差	较差	及格	良好	优秀
男	身高/厘米	＜104.6	104.6～110.1	110.2～114.6	114.7～119.7	＞119.7
	10米折返跑/秒	10.0～8.6	8.5～7.4	7.3～6.8	6.7～6.2	＜6.2
	立定跳远/厘米	56～69	70～89	90～102	103～119	＞119
	网球掷远/米	3.0～3.5	4.0～5.5	6.0～7.5	8.0～10.0	＞10.0
	双脚连续跳/秒	11.9～9.4	9.3～6.9	6.8～5.7	5.6～4.9	＜4.9
	坐位体前屈/厘米	1.0～3.2	3.3～7.5	7.6～10.9	11.0～14.4	＞14.4
	走平衡木/秒	19.2～12.1	12.0～6.8	6.7～4.6	4.5～3.3	＜3.3
女	身高/厘米	＜104.5	104.5～109.2	109.3～113.4	113.5～118.4	＞118.4
	10米折返跑/秒	10.5～9.1	9.0～7.7	7.6～7.0	6.9～6.4	＜6.4
	立定跳远/厘米	54～65	66～81	82～95	96～109	＞109
	网球掷远/米	3.0	3.5～4.5	5.0～6.0	6.5～8.5	＞8.5
	双脚连续跳/秒	11.5～9.3	9.2～7.0	6.9～5.8	5.7～4.9	＜4.9
	坐位体前屈/厘米	3.0～5.4	5.5～9.6	9.7～12.9	13.0～16.7	＞16.7
	走平衡木/秒	20.1～12.6	12.5～7.5	7.4～5.1	5.0～3.6	＜3.6

资料来源：《国民体质测定标准手册（幼儿部分）》。

表11　6岁幼儿其他单项指标评分表

性别	测试指标	1分	2分	3分	4分	5分
		差	较差	及格	良好	优秀
男	身高/厘米	＜108.2	108.2～113.2	113.3～117.7	117.8～123.0	＞123.0
	10米折返跑/秒	9.4～8.0	7.9～6.9	6.8～6.3	6.2～5.8	＜5.8
	立定跳远/厘米	61～78	79～94	95～110	111～127	＞127
	网球掷远/米	3.5～4.0	4.5～6.5	7.0～9.0	9.5～12.0	＞12.0
	双脚连续跳/秒	10.4～8.3	8.2～6.2	6.1～5.2	5.1～4.4	＜4.4
	坐位体前屈/厘米	1.0～3.1	3.2～7.0	7.1～10.4	10.5～14.4	＞14.4
	走平衡木/秒	16.0～9.4	9.3～5.4	5.3～3.8	3.7～2.7	＜2.7
女	身高/厘米	＜107.0	107.0～111.9	112.0～116.6	116.7～121.7	＞121.7
	10米折返跑/秒	10.2～8.6	8.5～7.3	7.2～6.6	6.5～6.1	＜6.1
	立定跳远/厘米	60～70	71～86	87～100	101～116	＞116
	网球掷远/米	3.0	3.5～4.5	5.0～6.0	6.5～8.0	＞8.0
	双脚连续跳/秒	10.5～8.4	8.3～6.3	6.2～5.3	5.2～4.6	＜4.6
	坐位体前屈/厘米	3.0～5.3	5.4～9.5	9.6～12.9	13.0～16.7	＞16.7
	走平衡木/秒	17.0～10.8	10.7～6.2	6.1～4.3	4.2～3.0	＜3.0

资料来源：《国民体质测定标准手册（幼儿部分）》。

表12　3～6岁幼儿坐高、皮褶厚度参考值

性别	年龄/岁	坐高/厘米	皮褶厚度/毫米		
			上臂部	肩胛部	腹部
男	3	58.1	8.5	5.2	5.3
	4	60.8	8.5	5.3	5.6
	5	63.8	8.6	5.5	6.2
	6	66.0	8.8	5.9	6.9
女	3	57.3	9.1	5.6	5.9
	4	60.0	9.2	5.7	6.3
	5	63.0	9.3	5.9	6.7
	6	64.9	9.5	6.2	7.3

十二、查一查、评一评

请按照“优秀、良好、及格、较差、差”来评价下列案例中幼儿的体质情况。

1. 案例一

2022年6月10日，某幼儿园测量了体质指标，数据如下：李小小，女，2018年3月25日出生，身高109.1厘米，体重21.4千克，10米折返跑测试结果为11.5秒，立定跳远测试结果为48厘米，网球掷远测试结果为2.5米，双脚连续跳测试结果为13.5秒，坐位体前屈测试结果为7.5厘米，走平衡木测试结果为22.5秒。

2. 案例二

2022年6月10日，某幼儿园测量了体质指标，数据如下：赵莉，女，2019年9月12日出生，身高98.2厘米，体重15.8千克，10米折返跑测试结果为7.8秒，立定跳远测试结果为56厘米，网球掷远测试结果为3.5米，双脚连续跳测试结果为8.3秒，坐位体前屈测试结果为14.3厘米，走平衡木测试结果为5.8秒。

3. 案例三

2022年6月25日，某幼儿园测量了体质指标，数据如下：陈度，男，2016年12月28日出生，身高118.2厘米，体重26.3千克，10米折返跑测试结果为6.8秒，立定跳远测试结果为94厘米，网球掷远测试结果为9.5米，双脚连续跳测试结果为6.8秒，坐位体前屈测试结果为15.0厘米，走平衡木测试结果为12.5秒。

4. 案例四

2022年6月25日，某幼儿园测量了体质指标，数据如下：周强，男，2016年8月12日出生，身高105.2厘米，体重15.8千克，10米折返跑测试结果为5.3秒，立定跳远测试结果为118厘米，网球掷远测试结果为7.5米，双脚连续跳测试结果为4.8秒，坐位体前屈测试结果为15.0厘米，走平衡木测试结果为3.2秒。

十三、体质监测的组织

1. 测试人员

测试人员的数量及分工，应根据场地、时间和幼儿人数采取集中方案或分时方案。

集中方案：场地、时间允许，并且幼儿人数多，采用集中方案。人员安排：身高测量1人、体重测量1人、10米折返跑测试2人、立定跳远测试1人、网球掷远测试1人、双脚连续跳测试2人、坐位体前屈测试1人、走平衡木测试2人、统筹1人。

分时方案：场地、时间不允许，并且幼儿人数不多，则采用分时方案。人员安排：4人，2人1组分项目进行测试，但要确保同一个幼儿在当天完成所有测试。

根据采取的测试方案，组织测试人员培训，培训内容为掌握测试项目、填写记录表格和安全保障。

2. 时间

时间安排在5月份或9月份，由于这是非寒冷时间段，在测试时幼儿脱去厚衣服，身体形态测量更准确；另外，这个时间天气也不太炎热，适合运动功能测试。

测试最好安排在上午9~11点或者下午3~5点。

3. 场地

身高、体重、坐位体前屈、走平衡木测试安排在室内，10米折返跑、立定跳远、网球掷远、双脚连续跳测试可安排在室外。室外测试时尽量避免强阳光曝晒。

4. 设备

电子或机械身高计、电子或机械体重秤（体重计）、网球、10块软方包、坐位体前屈测试仪、平衡木、卷尺、画线胶带（或者粉笔灰）、三角板、口哨、电子或机械秒表、运动垫、电子或机械坐高计、机械或电子皮褶厚度计。

5. 记录表格

根据制定的体质检测方案，选用表2的《幼儿体质检测与监测记录表》，根据测试幼儿人数，印制好《幼儿体质检测与监测记录表》，印制数量要多于幼儿人数10~20张。

6. 测试流程

（1）事先将《幼儿体质检测与监测记录表》按人数分发到各班级，由班级老师填写幼儿姓名、性别、出生日期、班级，以及监护人姓名、联系电话、与幼儿的关系等基本信息。

（2）由班级老师将填好基本信息的《幼儿体质检测与监测记录表》分发给幼儿。

（3）分班级开展测试，由班级老师带领幼儿到测试场地接受测试，协助组织测试。

（4）测试人员核实每位幼儿的班级及姓名，填入检测代码，对每个幼儿园来说，可以只填写检测代码最后三位。

（5）测试人员完成测试并填写测试结果。

（6）测试人员收集完成测试的《幼儿体质检测与监测记录表》，并检查有无遗漏。

（7）填写《每日测试清单》（见表13），并请班级老师签字。

（8）由班级老师带领幼儿离开测试场地。

（9）测试人员将《幼儿体质检测与监测记录表》装入档案袋中，在档案袋封面记录班级、人数、测试日期并签字。

（10）当幼儿园所有幼儿测试完成后，安排专人进行数据录入，建立数据库。

表13　每日测试清单

班级	人数	测试人数	测试时间	测试员	班级老师

7. 安全保障

（1）环境安全：选择无障碍、无石子的平坦、干燥的地面作为测试场地。清理测试现场无关人员、杂物等。遇下雨或雨后场地湿滑，测试可安排在室内进行。

（2）设备安全：检查电子或机械身高计、电子或机械体重秤（体重计）、坐位体前屈测试仪、平衡木等设备是否能够正常使用，有无破损，并按要求放置。

（3）着装安全：幼儿应身着运动服、运动鞋，不能穿带钉鞋、皮鞋、塑料鞋、拖鞋等。注意系好鞋带，以及收拾好衣裤和头发上的绳索。

（4）测试安全：幼儿应做准备活动，以防肌肉拉伤。

（5）过程保护：测量过程中，测试人员和班级老师要注意观察幼儿的动作和行为，并安排专人在走平衡木测试项目中全程保护幼儿。

8. 测试质控

质控员每天随机抽取完成测试的10位幼儿，使用另一张《幼儿体质检测与监测记录表》填写幼儿姓名、性别、出生日期、班级，以及监护人姓名、联系电话、与幼儿的关系等基本信息和检测代码，再次进行身高、体重、立定跳远、网球掷远、坐位体前屈、走平衡木测试。10位幼儿前后两次测试的体质指标共计7项以上不一致，表明当天的整个测试质量差，全部测试数据均不合格，必须查找原因，进行重新测试。

十四、体质检测与监测结果的应用

1. 结果使用

根据幼儿群体体质监测数据的分析结果，提出增强幼儿体质的对策，对策可以提交给幼儿园领导、辖区教育行政部门、辖区政府。

2. 提出体质促进的方案

根据幼儿群体体质监测数据的分析结果，提出幼儿体质促进的方案。

3. 开发体质促进课程的依据

根据幼儿群体体质监测数据的分析结果，开发幼儿体质促进的课程，有针对性地强化幼儿体质较差的项目。

4. 体质促进效果的评估

根据幼儿群体体质监测数据的分析结果，结合幼儿体质促进课程开展的情况，评估幼儿体质促进课程的效果。

5. 家长沟通

（1）根据幼儿群体体质监测数据的分析结果，向家长介绍幼儿群体体质健康状况。

（2）根据幼儿个体体质监测数据的分析结果，向家长介绍个体幼儿体质健康状况。

（3）根据幼儿群体体质监测数据的分析结果，向家长介绍幼儿群体体质促进的计划。

十五、幼儿体质检测与监测互动教学

1. 幼儿身高测量

课前准备

测量人员要先确保电子或机械身高计调整到功能状态，再将水平压板置于立柱最高处，按水平压板侧面功能键解锁，确定仪器处于身高测量工作状态。

身高测量引导语

“各位小朋友，请问你们知道自己有多高吗？咦，原来小朋友们都不知道自己的身高呀！那么，老师今天这节课就来给大家量一量身高，好不好？

“请各位小朋友先在自己的位置上坐好，我们请1位小朋友上来为大家演示一下吧。首先要脱掉鞋子，然后站到底板上，身体要站直，臀部、脚跟、肩胛部靠于身高计的立柱上，老师滑动水平压板至头顶，主机屏幕上显示测量数据。

“好啦，我们已经完成了1个小朋友的身高测量。接下来请老师念到姓名的小朋友依次上来测量吧。”

2. 幼儿坐高测量

课前准备

测量人员要先确保电子或机械坐高计调整到功能状态，再将水平压板打到立柱最高处，按水平压板侧面功能键解锁，确定仪器处于坐高测量工作状态。

坐高测量引导语

“各位小朋友，刚刚视频给我们演示的是小朋友的坐高测量，各位小朋友是不是也很想知道自己的坐高是多少呢？坐高对我们有什么意义呢？那么这节课，我们就来为各位小朋友完成坐高测量吧。

“小朋友们先在自己的位置上坐好，我们请1位小朋友上来为大家演示一下吧。首先坐在电子或机械坐高计的坐板上，躯干挺直，使骶骨部和两肩胛骨靠在立柱上，头部保持正直，两眼平视前方，双手自然下垂，不要撑压坐板，两腿并拢，双足平踏在底板或地面上，使大腿与底板或地面平行，并与小腿呈直角，两足跟并拢。小朋友正确坐好后，老师滑动水平压板至头顶，主机屏幕上显示测量数据。

“好啦，我们已经完成了1个小朋友的坐高测量。接下来请老师念到姓名的小朋友依次上来测量吧。”

3. 幼儿体重测量

课前准备

测量人员先把电子或机械体重秤（体重计）调整到功能状态，并确保主机显示0千克。

体重测量引导语

“各位小朋友，体重是反映生长发育的一个很重要的指标，也是你们的爸爸妈妈非常关心的一个问题。那么，老师今天就带领各位小朋友来测量一下自己的体重吧。

“小朋友们先在自己的位置上坐好，我们请1位小朋友上来为大家演示一下吧。首先请脱掉鞋后站到体重秤（体重计）的中央，保持身体平稳，当听到‘滴滴’的声音后，表示测量结束，才可以下去哦。老师要强调几点注意事项：首先要脱掉较厚重的外衣和鞋子，然后轻缓地踩到体重秤（体重计）上，不要跳跃，不要摇晃，也不要扶着其他的物体哦。

“好啦，我们已经完成了1个小朋友的体重测量。接下来请老师念到姓名的小朋友依次上来测量吧。”

4. 幼儿10米折返跑测试

课前准备

测试人员先准备好10米长跑道若干及设备，确定起点，画一条起跑线，在跑道折返线放置手触板。

10米折返跑测试引导语

“各位小朋友，老师刚刚播放的视频是一个有趣的游戏，叫10米折返跑，这既是一个游戏，又是一项运动功能测试，通过这个游戏可以反映小朋友们运动的速度和灵敏度，今天老师就带领大家一起来完成这项非常有趣的测试吧。

“小朋友们先在自己的位置上坐好，我们请1位小朋友上来为大家演示一下吧。先站在起跑线处准备，听到开始的口令后，从起跑线出发，跑到对面用手触摸手触板后返回来，通过目标线。老师要强调几点注意事项：首先要在自己的跑道里，不要跨越跑道；其次，要用手摸到手触板才可返回。

“好啦，我们已经完成了1个小朋友的10米折返跑测试。接下来请老师念到姓名的小朋友依次上来测试吧。”

5. 幼儿立定跳远测试

课前准备

测试人员先准备好测试场地，确保卷尺等处于功能状态。

立定跳远测试引导语

“各位小朋友，老师今天要给大家介绍一项非常有趣的运动功能测试游戏，叫作立定跳远。这个游戏可能平时大家经常玩，今天老师就带领大家一起再次来玩这个非常有趣的测试游戏。

“小朋友们先在自己的位置上坐好，我们请1位小朋友上来为大家演示一下吧。首先站在起跳线处，双手摆动，尽力往前跳，连续测试2次。老师要强调几点注意事项：每次测试完后要从前面离开场地；如果发生踩起跳线、助跑、连跳等犯规动作，需要重新测试哦。

“好啦，我们已经完成了1个小朋友的立定跳远测试。接下来请老师念到姓名的小朋友依次上来测试吧。”

6. 幼儿网球掷远测试

课前准备

测试人员先准备好网球数个，在空旷、平坦的地面上画好1个长20米、宽6米的长方形，在长方形内每隔0.5米画一条横线，以一侧端线为投掷线。

网球掷远测试引导语

“各位小朋友，老师刚刚给大家看了一个非常有趣的视频，其中的游戏为网球掷远游戏，这个游戏可以反映小朋友们手臂和腰部肌肉力量，比较谁的劲更大、球扔得更远哦。下面就让老师带领大家一起来完成这项非常有趣的测试吧。

“小朋友们先在自己的位置上坐好，我们请1位小朋友上来为大家演示一下吧。首先站在投掷线处，两脚前后分开，单手拿网球，将网球从头顶上方掷出，连续测试2次。老师要强调一下：如果网球落到线外，就要重新掷球哦。

“好啦，我们已经完成了1个小朋友的网球掷远测试。接下来请老师念到姓名的小朋友依次上来测试吧。”

7. 幼儿双脚连续跳测试

课前准备

测试人员先准备好测试场地，在平地上每间距50厘米画一条横线，共画10条，每条横线上摆放1个软方包，在距离第一块软方包20厘米处画一条起跳线，在最后一个软方包处画一条终点线。确保设备处于功能状态。

双脚连续跳测试引导语

“各位小朋友，老师刚刚播放的视频是一个有趣的游戏，叫双脚连续跳，这既是一个游戏，又是一项运动功能测试，通过这个游戏可以反映小朋友们运动的速度和灵敏度，今天老师就带领大家一起来完成这项非常有趣味的测试吧。

“小朋友们先在自己的位置上坐好，我们请1位小朋友上来为大家演示一下吧。首先站在起跳线准备，开始测试后，双脚起跳，连续跳过10个软方包，跳过终点线后结束，连续测试2次。老师要强调几点注意事项：如果一次跳不过软方包，可以跳两次；如果发生踩在软方包、踢到软方包、单脚跨过软方包的情况，要返回到起点线重新测试哦。

“好啦，我们已经完成了1个小朋友的双脚连续跳测试。接下来请老师念到姓名的小朋友依次上来测试吧。”

8. 幼儿坐位体前屈测试

课前准备

测试人员先准备好坐位体前屈测试仪，确保其处于功能状态。

坐位体前屈测试引导语

“各位小朋友，今天老师要给大家介绍一个设备，它叫‘坐位体前屈测试仪’，这个设备可用来测试各位小朋友身体的柔韧性，有没有小朋友想体验一下呢？

“小朋友们先在自己的位置上坐好，我们请1位小朋友上来为大家演示一下吧。首先面对坐位体前屈测试仪坐好，双腿伸直，脚跟并拢，全脚蹬在坐位体前屈测试仪的挡板上，脚尖自然分开，绑好绑带，双手伸直，用双手中指指尖推动游标平滑前进，直到不能推动为止，连续测试2次。老师要强调一下：不能单手推动游标，否则结果无效；不能弯曲膝盖，否则结果无效。

“好啦，我们已经完成了1个小朋友的坐位体前屈测试。接下来请老师念到姓名的小朋友依次上来测试吧。”

9. 幼儿走平衡木测试

课前准备

测试人员先准备好平衡木和平台。

走平衡木测试引导语

“刚刚老师给各位小朋友播放了一段有趣的视频，内容为走平衡木测试。走平衡木是用来测试各位小朋友的平衡能力，有没有哪位小朋友想尝试一下呢？

“小朋友们先在自己的位置上坐好，我们请1位小朋友上来为大家演示一下吧。首先站在平衡木起点线上，双臂侧平举，测试开始后，两脚交替向终点线前进，当任意一个脚尖超过终点线时，测试结束，连续测试2次。老师要强调一下：中途落地后要重新测试；不要踩到起点线，否则结果无效哦。

“好啦，我们已经完成了1个小朋友的走平衡木测试。接下来请老师念到姓名的小朋友依次上来测试吧。”

十六、落实幼儿园体质检测与监测工作的要点

1. 组织领导

成立工作领导小组

由本地教育部门牵头，会同卫生部门、幼儿园、专业机构共同组建“幼儿检测与监测工作领导小组”，下设“幼儿检测与监测工作办公室”，负责领导、协调检测和监测工作，组建专家团队，开展业务培训、指导与工作督导。

成立工作组

各监测点学校、执行检测和监测的专业机构的主要领导及有关工作人员成立“幼儿检测与监测工作组”，落实本机构内人员培训、场地安排、现场实施等工作，保证各项工作有序开展。

建立联络员机制

各监测点幼儿园、专业机构的工作组要设立1名联络员，负责对接各项工作。

2. 组建检测和监测队伍

执行检测和监测的专业机构尽可能选择现有的幼儿保健专业机构，检测和监测人员必须是卫生专业技术人员，新人必须接受岗前培训，熟练掌握检测和监测方法。

3. 组织实施

工作时间安排

检测和监测工作应与幼儿入学体检、常规学生体检工作有机结合起来，做到工作安排有序、检测数据共享。各学校应提前两周向幼儿家长发布告知书，做好家长动员。

人员安排与培训

由工作办公室统一组织安排培训，各幼儿园和机构的联络员负责通知、安排本单位

工作人员接受培训。各幼儿园的培训应覆盖到所有任课教师及保育员。专业机构检测和监测人员在培训后需安排理论、技能操作考试，考试合格后发放合格证书；不合格者需安排补考。

检测和监测现场安排

按照方便、集中、统一的原则将现场设置在学校。选择采光良好、空间足够的1间教室作为检测教室，按照检测指标合理安排检测顺序，并摆放足够的座椅，方便幼儿等待；若房间空间不够，可安排相邻的教室作为等待教室。

以班级为单位安排检测和监测工作，各班级主副课教师、保育员要做好幼儿秩序维护、情绪安抚，及时将完成检测的幼儿带回教室。

4. 监测分析与应用

工作办公室在检测和监测工作结束后，应组织专家、专业技术人员对数据进行分析和报告，提出科学、合理的家庭养育、学校保育建议。及时将个体报告发放给家长，将总体报告发放给各幼儿园，必要时可以采取家长会的方式分享给幼儿家长。